Beiträge zur Gesundheitsökonomie und Versorgungsforschung (Band 53)
Andreas Storm (Herausgeber)

AMNOG-Report 2025

dak.de/forschung-1291

Beiträge zur Gesundheitsökonomie und Versorgungsforschung (Band 53)

AMNOG-Report 2025

Innovationsförderung und Kostendämpfung: Ein Widerspruch?

Herausgeber:
Andreas Storm, Vorsitzender des Vorstands der DAK-Gesundheit
DAK-Gesundheit
Nagelsweg 27-31, D-20097 Hamburg

Autoren:
Prof. Dr. Wolfgang Greiner (Universität Bielefeld)
Dr. Julian Witte, Dr. Daniel Gensorowsky, Jana Diekmannshemke (Vandage GmbH)

Mit Beiträgen von
Prof. Josef Hecken (Gemeinsamer Bundesausschuss)
Dr. Antje Haas, Susanne Henck, Christian Schmidt, Dr. Christine Göppel, Dr. Anja Tebinka-Olbrich, Dr. Michael Ermisch (GKV-Spitzenverband)
Prof. Dr. Sebastian Kluckert (Bergische Universität Wuppertal und Vorsitzender der Schiedsstelle nach § 130b Abs. 5 SGB V)
Dr. Sibylle Steiner (Kassenärztliche Bundesvereinigung)
Patrick van der Loo (Pfizer Pharma GmbH)
Meike Helmold, Dr. Felix Schönfeldt (DAK-Gesundheit)

In Zusammenarbeit mit
Dr. Felix Schönfeldt (Apotheker), DAK-Gesundheit

Bielefeld & Hamburg
Mai 2025

Bibliografische Informationen der Deutschen Nationalbibliothek
Die Deutsche Nationalbibliothek verzeichnet diese Publikation in der
Deutschen Nationalbibliografie; detaillierte bibliografische Daten sind im Internet über
http://dnb.d-nb.de abrufbar.

Bei der Herstellung des Werkes haben wir uns zukunftsbewusst für umweltverträgliche und wiederverwertbare Materialien entschieden. Der Inhalt ist auf elementar chlorfreiem Papier gedruckt.

MIX
Papier | Fördert gute Waldnutzung
FSC® C013205
FSC www.fsc.org

Alte Eppelheimer Str. 42/1
69115 Heidelberg
E-Mail: info@medhochzwei-verlag.de
Web: www.medhochzwei-verlag.de
Informationen zur Produktsicherheit finden Sie unter
www.medhochzwei-verlag.de/Produktsicherheit

medhochzwei

ISBN 978-3-98800-155-9
ISBN eBook: 978-3-98800-156-6

Fotos: © Gettyimages/Oleh_Kucheriavyi (Titelbild); DAK-Gesundheit/Läufer (Foto Storm, Umschlag Rückseite); DAK-Gesundheit (Foto Greiner, S. 119 und Umschlag Rückseite), privat (Fotos Witte, Gensorowsky, S. 119 f.)
Titelbildgestaltung: Natalia Degenhardt
Satz: Strassner ComputerSatz, Heidelberg
Druck: mediaprint solutions GmbH, Eggertstraße 28, 33100 Paderborn
Printed in Germany
A001

Vorwort

„Das AMNOG entwickeln wir mit Blick auf die ‚Leitplanken' und auf die personalisierte Medizin weiter. Dabei ermöglichen wir den Zugang zu innovativen Therapien und Arzneien und stellen gleichzeitig eine nachhaltig tragbare Finanzierung sicher." So steht es im Koalitionsvertrag der künftigen Regierungskoalition aus CDU/CSU und SPD. Selbstverständlich darf nicht erwartet werden, dass Vorberatungen oder gar Koalitionsverträge bereits konkret ausgestaltete Umsetzungsideen enthalten. Etwas konkreter hätte es angesichts der zahlreichen Herausforderungen des AMNOGs vielleicht doch sein dürfen. Denn eigentlich gilt das AMNOG national wie international als Erfolgsmodell. Preise neuer Arzneimittel an ihrem Nutzen orientieren: Mit diesem Ziel hat das AMNOG im Jahr 2011 die Preisbildung im Markt neuer patentgeschützter Arzneimittel grundlegend verändert. Inzwischen zeigen sich jedoch zentrale Herausforderungen.

Mit der Feinmechanik des AMNOGs verknüpfte Sparmaßnahmen (Stichwort Leitplanken, Kombinationsabschläge und Vertraulichkeit) waren nicht nur nicht erfolgreich, sie haben auch zu einem bedeutenden Anstieg der Komplexität des Verfahrens geführt. Dabei wünschen sich Industrievertreterinnen und -vertreter insbesondere Planbarkeit, das AMNOG sollte also wieder einfacher werden. Planbarkeit ist jedoch keine Einbahnstraße, sie gilt auch für die gesetzlichen Krankenkassen. Die derzeitige Ausgabendynamik trifft aber auf eine anhaltende Dysbalance von Einnahmen und Ausgaben der gesetzlichen Krankenversicherungen, welche kurzfristiges Handeln erforderlich machen. Die Rückkehr zu einer einnahmenorientierten Ausgabenpolitik ist auch in der Arzneimittelversorgung unerlässlich. Hierzu braucht es wirksame Instrumente.

Der 12. DAK-AMNOG-Report skizziert verschiedene Optionen, insbesondere ausgabenseitig zu einer innovationsfreundlichen und planbaren Einnahmenorientierung zu gelangen. Dabei steht eine Rückführung des AMNOG auf seine Kernausgaben sowie eine Neudefinition des Innovationsbegriffes im Mittelpunkt der Vorschläge. Dabei wird die Idee verfolgt, Innovationspreise nicht an Produkte, sondern an Therapiefortschritte in Indikationsgebieten zu knüpfen. Für einen offenen Diskurs werden weitere Reformvorschläge zur Balancierung von Innovationsförderung und eine Ausweitung von Festbeträgen erwogen.

Der Wunsch nach bestmöglicher Versorgung trifft dabei im AMNOG auch auf das Bedürfnis, den Vorteil neuer Therapien transparent darzustellen. Dieses Transparenzbedürfnis trifft bei zunehmend mehr neuen Therapien auf eine eingeschränkte Evidenzlage. Zu akzeptieren ist, dass zukünftig, noch mehr als heute, nicht für alle neuen Arzneimittel Daten aus randomisiert-kontrollierten Studien – nach wie vor dem Goldstandard – vorliegen werden. Für diese Konstellationen werden Lösungen benötigt. Ob diese in Real-World-Daten, ob aus Registern oder anderen Quellen, liegen, diskutiert der vorliegende Report.

Darüber hinaus freuen wir uns, mit Prof. Josef Hecken, unparteiischer Vorsitzender des Gemeinsamen Bundesausschusses, Dr. Antje Haas, Susanne Henck, Christian Schmidt, Dr. Christine Göppel, Dr. Anja Tebinka-Olbrich und Dr. Michael Ermisch vom GKV-Spitzenverband sowie Dr. Sibylle Steiner von der Kassenärztlichen Bundesvereinigung zahlreiche Autorinnen und Autoren aus der Gemeinsamen Selbstverwaltung für den Report gewonnen zu haben. Mit Herrn Prof. Dr. Sebastian Kluckert, unparteiischer Vorsitzender der AMNOG-Schiedsstelle, und Herrn Patrick van der Loo, Geschäftsführer von Pfizer Deutschland, ordnen weitere relevante Marktbeteiligte ihre Perspektive auf die Frage ein, wie zukünftig eine Innovationsförderung bei gleichzeitiger Kostendämpfung gelingen kann. Dr. Felix Schönfeldt und Frau Meike Helmold von der DAK-Gesundheit ordnen ihrerseits die Ergebnisse des Reportes ein.

Wir hoffen wie in den Vorjahren auf breites Interesse an den vorliegenden Ergebnissen und freuen uns auf weitere spannende Diskussionen.

Prof. Dr. Wolfgang Greiner und Andreas Storm

Bielefeld und Hamburg, Mai 2025

Inhaltsverzeichnis

1. Eine neue Regierungskoalition, und dann?

1.1 Nachlese des GKV-Finanzstabilisierungs- und Medizinforschungsgesetzes

Nichts ist so beständig wie die Veränderung?

Mit der konstituierenden Sitzung des neuen Bundestags am 25. März 2025 hat die neue Wahlperiode begonnen. Die Koalitionsverhandlungen sind zum Zeitpunkt der Fertigstellung dieses Reportes in einer entscheidenden Phase. Ein erstes Zwischenziel erreichten Union und SPD Ende März, als die 16 Arbeitsgruppen ihre Ergebnisse vorlegten. Es dominieren finanz- bzw. haushaltspolitische Themen. Umso verwunderlich erscheint es, dass das Arbeitspapier der AG Gesundheit und Pflege nahezu ausschließlich aus kostenintensiven Vorschlägen besteht. Ausgehend von einer angekündigten „tiefgreifenden strukturellen" Reformprogrammatik, welche die Beiträge zur gesetzlichen Kranken- und Pflegeversicherung stabilisieren soll, finden sich zwar einige einnahmenseitige, aber wenig ausgabenseitige Reformvorhaben in diesem Papier.[1]

Auf Einnahmenseite wird – fast schon in guter Tradition – avisiert, die bisher nicht kostendeckenden Beiträge für Bürgergeldempfänger aus Steuermitteln zu finanzieren. Schon ab dem laufenden Haushaltsjahr 2025 sollen entsprechende Beträge zur Verfügung stehen. Bereits in den letzten zwei Koalitionsverträgen in den Jahren 2018 und 2022 wurden entsprechende Pläne konkretisiert (Abbildung 1). In der letzten Legislaturperiode ist es insbesondere aufgrund der angespannten Haushaltslage bekanntermaßen nicht zu einer Umsetzung dieser Pläne gekommen. Die Gesundheitspolitiker der CDU und SPD schlagen in dem Papier zudem vor, den Bundeszuschuss zur GKV-Finanzierung von derzeit 14,5 Milliarden Euro in Zukunft entsprechend der Entwicklung der beitragspflichtigen Einnahmen zu dynamisieren. Zur finanziellen Entlastung der sozialen Pflegeversicherung ist ferner vorgesehen, die Rückerstattung der während der Corona-Pandemie entnommenen Finanzmittel aus dem Pflegeausgleichsfond zurückzuzahlen.

Abbildung 1: Parteiprogramme und Koalitionsverträge, in denen eine geplante Steuerfinanzierung versicherungsfremder Leistungen beschrieben wurde

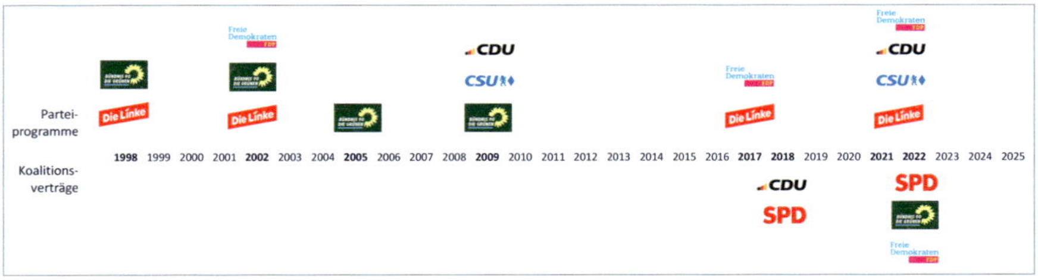

Quelle: Eigene Darstellung

1 Frag den Staat (2025).

Ungeachtet dieser Vorschläge erscheint eine umfassende Bestandsaufnahme der GKV-Finanzlage in kürzerer Frist als in der einmal jährlich im Herbst tagenden Runde des Schätzerkreises, so wie bereits von Vertretern der gesetzlichen Krankenkassen gefordert[2], sinnvoll, um zu einer realistischen einnahmen- sowie ausgabenorientierten Programmatik zu kommen. Dazu zählt es auch, Maßnahmen jüngerer Gesetzesvorhaben kritisch auf den Prüfstand zu stellen. Zu diesen gehören insbesondere Regelungen zur Preisbildung patentgeschützter Arzneimittel aus dem GKV-Finanzstabilisierungsgesetzes (GKV-FinStG), welches im Jahr 2022 verabschiedet wurde. Im Arbeitspapier zum Koalitionsvertrag heißt es dazu, dass das AMNOG „mit Blick auf die ‚Leitplanken'" weiterentwickelt werden soll.

Für die Maßnahmen aus dem GKV-FinStG, neben den genannten Leitplanken insbesondere die reduzierte Umsatzschwelle für Orphan Drugs und der pauschale Abschlag auf Kombinationstherapien, liegt inzwischen eine offizielle Evaluation im Auftrag des Bundesministeriums für Gesundheit vor. Für den von den Autoren betrachteten Evaluationszeitraum von Ende 2022 bis 2024 konnte für die zu evaluierenden Maßnahmen des GKV-FinStG jedoch keine abschließende Bewertung vorgenommen werden.[3] Bewertet wurden sowohl generierte Einsparungen als auch potenzielle Kollateraleffekte in Form ausgebliebener Markteintritte oder auf die Maßnahmen des GKV-FinStG zurückzuführende Marktaustritte.

Hinsichtlich der Marktverfügbarkeit und der damit verbundenen Sicherheit und Versorgung mit innovativen und wirtschaftlichen Arzneimitteln gibt es nach Angaben der Autoren keine belastbaren Belege, dass diese durch die zu evaluierenden Maßnahmen in erheblichem Ausmaß beeinträchtigt wären. Das gilt auch für die Versorgung von Patientinnen und Patienten mit seltenen Erkrankungen. Inwiefern es überhaupt realistisch war, in dieser kurzen Evaluationsperiode belastbare Effekte empirisch zu belegen, muss kritisch hinterfragt werden.

Im Zeitraum zwischen dem 01.01.2011 und dem 31.12.2024 wurden insgesamt 30 Arzneimittel mit neuen Wirkstoffen, die auf europäischer Ebene zugelassen wurden, nicht in Deutschland eingeführt. Von diesen sind mindestens 15 als für die Versorgung besonders relevant anzusehen. Hervorzuheben sind hier insbesondere neun Arzneimittel zur Behandlung von Infektionen bzw. parasitären Erkrankungen, inkl. zwei Orphan Drugs und drei weiteren Orphan Drugs für andere Anwendungsgebiete. Zwei der 15 Arzneimittel – beide im Jahr 2022 zugelassen – wurden nach Angaben der Hersteller nicht in Deutschland eingeführt, weil die Anforderungen der Nutzenbewertung nach § 35a SGB V als zu hoch angesehen wurden und die Rahmenbedingungen durch das GKV-FinStG ungünstiger geworden seien. Abgesehen von diesen beiden explizit ausgewiesenen Fällen gibt es keine öffentlich zugänglichen Hinweise darauf, dass das GKV-FinStG dazu geführt hat, dass in Deutschland weniger der zentral zugelassenen Arzneimittel (inkl. Orphan Drugs) auf den Markt gebracht werden als vorher.

2 Storm A in Handelsblatt (2025).
3 Albrecht M et al. (2025).

Von den im Zeitraum zwischen dem 01.01.2011 und dem 31.12.2024 eingeführten 536 Arzneimitteln wurden 58 wieder vom Markt genommen. Für zwei Orphan Drugs, davon eines bereits seit 2016 nicht mehr im Vertrieb, gibt es laufende Verfahren bei der EMA, weil die Zulassung nach bedingter Zulassung (CMA) nicht erneuert werden soll bzw. ein Artikel-20-Verfahren abgeschlossen wurde. Somit wurden insgesamt 59 Arzneimittel mit vollzogener bzw. drohender Marktrücknahme betrachtet. Bezieht man die Zahl der Marktrücknahmen auf das jeweilige Jahr der Markteinführung der Arzneimittel, zeigt sich für den Zeitraum ab 2022 keine Zunahme von Marktrücknahmen, insbesondere nicht von Opt-outs und Vertriebseinstellungen nur in Deutschland, für die in der Regel ein Zusammenhang mit dem Ausgang des AMNOG-Verfahrens bzw. der Preisverhandlung anzunehmen ist. Dies gilt sowohl für die jährliche Anzahl von Marktrücknahmen als auch den Anteil an allen jährlichen Neueinführungen. Mittlerweile sind 28 der 58 vom Markt genommenen Arzneimittel nicht mehr zugelassen, für weitere zwei laufen Verfahren bei der EMA, um die Zulassung nicht zu erneuern bzw. zu widerrufen. Für insgesamt 18 Arzneimittel wurde die Möglichkeit des Opt-outs genutzt, 13 wurden in Deutschland aus dem Vertrieb genommen, sind aber weiterhin zugelassen.

Durch drei Regelungen des GKV-FinStG können die erwarteten Einsparungen realisiert werden bzw. ist dies absehbar. Dies betrifft die Absenkung der Umsatzschwelle für eine Vollbewertung von Orphan Drugs (§ 35a Abs. 1 S. 12 SGB V), die Rückwirkung des Erstattungsbetrages sowie die temporale Anhebung des Herstellerabschlages nach § 139a Abs. 1b SGB V. Für Kombinationsabschläge und Leitplanken sind seriös weiterhin keine realisierten Einsparungen berechenbar. Dies ist nicht darauf zurückzuführen, dass sich die Entscheidungslogik der Leitplanken per se nicht in einer Analyse von Preis- bzw. Erstattungsbetragsveränderungen abbilden lässt. Vielmehr führt die Festlegung multipler Vergleichstherapien mit unterschiedlichem Status (generisch, patentgeschützt) zu einer Vielzahl im Rahmen von Verhandlungslösungen abzubildenden Szenarien. Diese in einer Rechenlogik abzubilden und anschließend auch noch mit validen Umsatzzahlen zur Berechnung der erzielten „Einsparungen" (bzw. Umsatzreduktionen) zu multiplizieren, ist ungleich komplexer und auch unter Anwendung von Sensitivitätsanalysen mit hoher Unsicherheit verbunden. Für die meisten Regelungen gilt, dass der durch sie ausgelöste Einspareffekt umso stärker ist, je höher das Ausgabenwachstum der betroffenen Arzneimittel ist.

1.2 Warum Innovationsförderung und Kostendämpfung gleichzeitig auf den politischen Prüfstand gehören

Die pharmazeutische Industrie ist ein Schlüsselsektor und eine Leitindustrie der deutschen Volkswirtschaft; eine langfristig starke pharmazeutische Industrie ist für die Gesundheitsversorgung und den Wirtschaftsstandort Deutschland von großer Bedeutung. Um die Attraktivität des Pharmastandorts Deutschland zu erhöhen sowie eine zuverlässige Versorgung sicherzustellen, will sich die Bundesregierung für international wettbewerbsfähige und verlässliche Rahmenbedingungen in Deutschland und auch in der Europäischen Union (EU) einsetzen. Hierzu hat sie am 13. Dezember 2023 eine Strategie mit dem Titel „Verbesserung der Rahmenbedingungen für den Pharmabereich in Deutschland – Handlungskonzepte für den Forschungs- und Produktionsstandort"[4] im Kabinett beschlossen. Diese umfasst geplante Maßnahmen zum Bürokratieabbau, zur Verbesserung der Nutzung von Gesundheitsdaten sowie gezielte finanzielle und strukturelle Anreize für die Forschung und Entwicklung neuer patentgeschützter Arzneimittel und die Verbesserung der Arzneimittelliefersicherheit.

Aus dem Beschluss zur Pharmastrategie im Dezember 2023 verpflichtete sich die Bundesregierung, den bislang in Deutschland im europäischen Vergleich besonders schnellen und umfangreichen Zugang zu neuen Arzneimitteln beizubehalten und gleichzeitig verlässliche, nachvollziehbare und einfach umsetzbare Rahmenbedingungen bei der Preisbildung und Erstattung zu gewährleisten. Dabei seien nach Maßgabe des Strategiepapiers sowohl therapeutische Verbesserungen angemessen zu berücksichtigen und gleichzeitig die Finanzstabilität der gesetzlichen Krankenversicherung im Blick zu behalten. Was einfach klingt, ist angesichts (bislang) weitestgehend erfolgsloser und überkomplexer Maßnahmen aus dem GKV-FinStG sowie einer anhaltenden Ausgabendynamik insbesondere im Markt für patentgeschützte Arzneimittel dringender denn je. Ein gesellschaftlicher Wunsch nach bestmöglicher Gesundheitsversorgung galt lange als Prämisse der Ausgestaltung fairer Arzneimittelpreisbildungssysteme. Inzwischen driften jedoch Einnahmen und Ausgaben der gesetzlichen Krankenkassen mit hoher Dynamik auseinander, sodass es auch unterjährig zu Beitragssatzanpassungen gesetzlicher Krankenkassen gekommen ist.

Im Jahr 2025 betragen die allgemeinen Beitragssätze in der Sozialversicherung 14,6 Prozent in der gesetzlichen Krankenversicherung, 18,6 Prozent in der Rentenversicherung, 3,6 Prozent in der Pflegeversicherung und 2,6 Prozent in der Arbeitslosenversicherung. Hinzu kommt der Zusatzbeitragssatz der Krankenkassen, welcher für 2025 auf durchschnittlich 2,5 Prozent geschätzt wurde (tatsächlich liegt er aber schon wegen der Anforderungen an die finanziellen Mindestreserven der Krankenkassen bei 2,9 Prozent[5]). Der Gesamtsozialversicherungsbeitragssatz beträgt für das Jahr 2025 damit mehr als 42 Prozent. Im Januar 2023 hat der Gesamtbeitragssatz der Sozialversicherungen mit 40,5 Prozent erstmals seit 2012 die 40-Prozent-Grenze überschritten. Auch wenn diese Grenze ein arbiträrer Wert ist, bietet sie Anlass für eine kritische Auseinandersetzung mit der Frage, was uns als Gesellschaft Gesundheit und Gesundheits- bzw. Arzneimittelversorgung wert ist. Drei Treiber werden dabei in der Debatte angeführt: Die demografische Alterung auf der einen und wachsende (zumeist hochpreisige) Therapiemöglichkeiten auf der anderen Seite. Dazu kommen noch Leistungsausweitungen insbesondere im Bereich der Pflegeversicherung, aber z. B. durch eine Umstellung der Betriebskostenfinanzierung bei Krankenhäusern mit einem weitreichenden Ist-Kostenausgleich von Pflegekosten.

Im Jahr 2024 sind die Ausgaben der gesetzlichen Krankenversicherung für Arzneimittel (ohne Impfstoffe) um 10,2 % auf 55,3 Milliarden Euro gestiegen. Dieser Anstieg setzt den Trend der vergangenen Jahre fort, in denen die Arzneimittelausgaben kontinuierlich zu-

4 Bundesregierung (2023).
5 Pimpertz J (2025).

genommen haben. Ein wesentlicher Treiber dieser Entwicklung ist der vermehrte Einsatz innovativer Medikamente, insbesondere patentgeschützter Arzneimittel. Diese machen einen erheblichen Anteil der Ausgaben aus, obwohl sie nur einen kleinen Teil der verordneten Tagesdosen abdecken (siehe ausführlich Kapitel 2.3). Ein weiterer Faktor ist der erhöhte Bedarf an Medikamenten aufgrund der alternden Bevölkerung und der steigenden Zahl von Patienten mit chronischen Erkrankungen. Dies führt zu einem Mehrverbrauch, der die Ausgaben zusätzlich erhöht. Diesem erhöhten Versorgungsbedarf stehen jedoch begrenzte finanzielle Ressourcen in der gesetzlichen Krankenversicherung gegenüber.

In einer alternden Gesellschaft gewinnen medizinische Innovationen zunehmend an Bedeutung, da sie eine zentrale Rolle dabei spielen können, die Herausforderungen des demografischen Wandels zu bewältigen. Aus medizinischer Sicht steigt mit zunehmendem Alter die Häufigkeit chronischer Erkrankungen wie Diabetes, Herz-Kreislauf-Leiden, Krebs oder neurodegenerative Erkrankungen wie Demenz. Gleichzeitig leiden viele ältere Menschen an mehreren Erkrankungen gleichzeitig, was komplexe Behandlungsansätze erforderlich macht. Fortschritte in der personalisierten Medizin, neue Arzneimittel oder technische Entwicklungen wie digitale Gesundheitsanwendungen ermöglichen eine bessere, individuell angepasste Versorgung. Auch in der Rehabilitation tragen Innovationen – etwa in der Prothetik oder Mobilitätsunterstützung – dazu bei, dass ältere Menschen länger ein selbstbestimmtes und aktives Leben führen können. Zeitgleich verändert sich das Krankheitsspektrum einer alternden Bevölkerung deutlich: Während Infektionskrankheiten im 20. Jahrhundert im Fokus standen, dominieren heute altersassoziierte Erkrankungen. Medizinische Innovationen sind entscheidend, um sich auf diesen Wandel einzustellen, beispielsweise durch verbesserte Früherkennung, innovative Präventionsstrategien und neue Impfstoffe.

Die COVID-19-Pandemie hat zudem verdeutlicht, wie verletzlich ältere Bevölkerungsgruppen gegenüber neu auftretenden Gesundheitsgefahren sind – und wie wichtig schnelle medizinische Entwicklungen, etwa in der Impfstoffforschung oder in der digitalen Gesundheitsüberwachung, geworden sind. Auch aus ethischer Sicht ist die Sicherstellung des Zugangs zu Innovationen von großer Bedeutung. Sie tragen dazu bei, dass ältere Menschen in Würde altern können. Dies bedeutet nicht nur Krankheiten zu behandeln, sondern auch Lebensqualität, Autonomie und soziale Teilhabe zu sichern. Schließlich spielen medizinische Innovationen auch ökonomisch eine Schlüsselrolle. Einerseits verursachen alternde Gesellschaften steigende Gesundheits- und Pflegekosten. Allerdings ermöglicht ein besserer Gesundheitszustand eine verlängerte Teilhabe am Erwerbs- und Gesellschaftsleben, was wiederum auch wirtschaftlich wertvoll ist.

Soziale Sicherungssysteme wie die gesetzlichen Krankenkassen moderieren diesen Wunsch und Bedarf nach medizinisch/therapeutischen Innovationen langfristig und machen sowohl für Patientinnen und Pateinten, deren Angehörige als auch Dienstleister und die Industrie die Entwicklungen handhabbar. Deshalb sind auch die gesetzlichen Krankenkassen auf planbare Rahmenbedingungen angewiesen. Wie diese im Sinne einer Rückkehr zu einer einnahmenorientierten Ausgabenpolitik gelingen kann, diskutiert der vorliegende Report.

2. Status quo der Kostendämpfung im Arzneimittelmarkt

2.1 Absolute Ausgabenentwicklung für Arzneimittel

Die Diskussionen über die Ausgabenentwicklungen in der GKV und speziell im Arzneimittelmarkt sorgen seit jeher für Kontroverse. Zuletzt im Sommer 2024 wurde für das erste Quartal des Jahres 2024 ein überproportionaler Ausgabenanstieg für Arzneimittel um 9,7 Prozent je Versicherten berichtet. Dieser ohnehin hohe Wert wurde im April 2024 für die gesetzliche Krankenversicherung (GKV) sogar noch durch einen Anstieg von 23,6 Prozent gegenüber dem Vorjahresmonat übertroffen.[6]

Für Arzneimittel gaben die gesetzlichen Krankenkassen nach Abzug gesetzlich vereinbarter Rabatte im Jahr 2024 55,3 Milliarden Euro aus (Abbildung 2). Dies entspricht einem Plus von 5,1 Milliarden Euro gegenüber dem Vorjahr (+10 %) bzw. eine Zunahme von 17 Milliarden Euro innerhalb der letzten sechs Jahre (+43 %).

Abbildung 2: Ausgabenentwicklung der zulasten der GKV abgegebenen Arzneimittel, 2018–2024

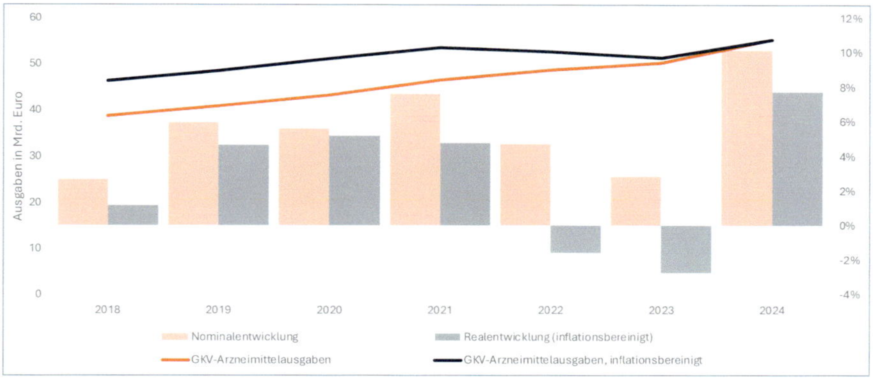

Quelle: Bundesministerium für Gesundheit, KV45 und KJ1-Statistik. Inflationsbereinigung auf Basis des Verbraucherpreisindex, Destatis

An der beschriebenen absoluten Ausgabenentwicklung lassen sich zumindest in der Theorie zwei Aspekte kritisieren:

- Ein Kostenvergleich über eine Zeitspanne von 14 Jahren sollte inflationsbereinigt (mit spezifischen Inflationsraten des Arzneimittelmarktes) erfolgen.[7]
- Ein Kostenvergleich sollte immer relativ im Vergleich zu einschlägigen Parametern bewertet werden.

6 DAZ-online (2024).

7 Siehe exemplarisch die Diskussionen um die Veröffentlichung der Q1/2024 KV45-Rechnungsergebnisse: Bristol-Myers Squibb GmbH & Co. KGaA (2024).

Unstrittig ist, dass die Arzneimittelausgaben nominal ein hohes und kontinuierliches Wachstum aufweisen. Auch inflationsbereinigt zeigt sich eine deutliche Ausgabendynamik, allerdings auf geringerem Niveau. Real (also bei Berücksichtigung des marktspezifischen Preisniveauanstieges) liegen die Arzneimittelausgaben im Zehnjahresvergleich 2024 „nur" noch zehn Milliarden Euro (bzw. 33 %) höher. In den Jahren 2022 und 2023 ergibt sich in einer inflationsbereinigten Betrachtung ein realer Ausgabenrückgang im Vergleich zu den Vorjahren. Doch auch im inflationsbereinigten Fünfjahresvergleich (2020–2024) sind die Arzneimittelausgaben um 4,1 Prozent gestiegen.

Die relative Ausgabenentwicklung für Arzneimittel, ob absolut oder relativ, wird dann aussagekräftig, wenn sie in Relation zu anderen Vergleichsparametern gesetzt wird. Hierzu bieten sich folgende Referenzwerte an (siehe ausführlich Kapitel 2.2):

- Relative Entwicklung der GKV-Leistungsausgaben
- Relative Entwicklung des Bruttoinlandsproduktes
- Relative Entwicklung des Beitragsaufkommens der GKV
- Relative Entwicklung anderer Leistungsbereiche der GKV

2.2 Relative Ausgabenentwicklung für Arzneimittel

Die Leistungsausgaben der GKV sind im Verlauf der zurückliegenden Jahre analog zu den Arzneimittelausgaben kontinuierlich angestiegen und erreichen im Jahr 2024 316,2 Mrd. Euro. Auf die Einnahmen und Ausgabenentwicklung der GKV haben, ebenso wie auf die gesamtkonjunkturelle Entwicklung, eine Vielzahl von Faktoren Einfluss. Werden bestimmte Größen wie Einnahmen und Ausgaben in der GKV über einen mehr oder weniger längeren Zeitraum betrachtet, können bestimmte Strukturen und Gesetzmäßigkeiten erkannt werden. Deren Kenntnis ist insbesondere für qualifizierte Annahmen über zukünftige Entwicklungen erforderlich. Um den Beurteilungsraum beobachteter Entwicklungen in den Einnahmen und Ausgaben der GKV auf einen handhabbaren Zeitraum zu begrenzen, werden nachfolgend die Jahre 2018 bis 2024 betrachten. In diesem Zeitraum sind die Leistungsausgaben um 37 Prozent und das BIP (nominal) um 25 Prozent gestiegen (Abbildung 3).

Abbildung 3: Entwicklung von BIP, Einnahmen und Ausgaben der GKV in Relation zu den Arzneimittelausgaben zwischen 2017 und 2024 (Index 2017 = 100)

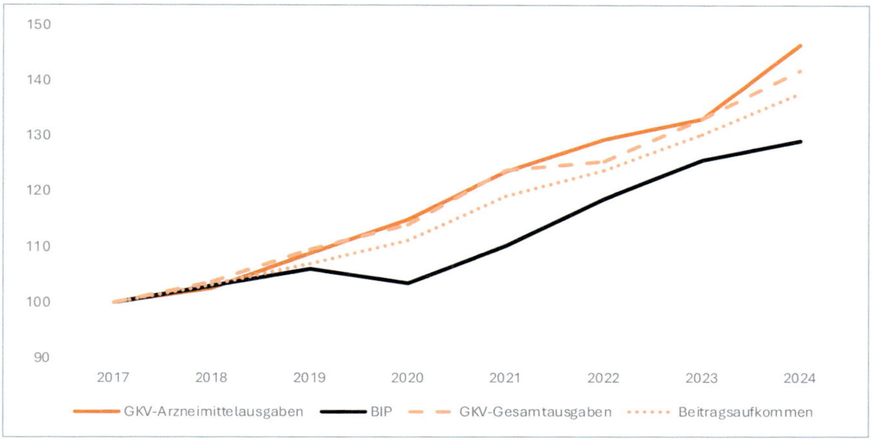

Quelle: Bundesministerium für Gesundheit, KV45 und KJ1-Statistik. Bruttokosten. Eigene Auswertung und Darstellung

Das Jahr 2020 weist auf die Sonderbedingungen infolge der COVID-19 Pandemie hin: Krisenbedingt hat sich das BIP rückläufig entwickelt – diese Entwicklung relativierte sich aber 2021 und 2022.

In den spezifischen Ausgabenentwicklungen der Leistungssektoren der GKV zeigen sich überproportional starke Ausgabenzuwächse im Hilfsmittelmarkt (Abbildung 4). Zwischen 2017 und 2024 liegen diese Ausgabenentwicklungen (+5,6 %) mit denen für Arzneimittel auf vergleichbarem Niveau (+5,7 %). Im kurzfristigeren Post-Covid-Vergleich (2022–2024) liegen die Ausgabenzuwächse im Hilfsmittelmarkt mit +6,2 % jedoch oberhalb des Arzneimittelmarkes (+5,9 %). Der temporär erhöhte Herstellerabschlag aus dem Jahr 2023 ist dabei ebenfalls zu berücksichtigen. Die jährlichen Ausgabenzunahmen für vertragsärztliche und stationäre Leistungen liegen jeweils vergleichsweise konstant bei ca. vier bis viereinhalb Prozent.

Abbildung 4: Entwicklung der Ausgaben für vertragsärztliche und Krankenhausleistungen sowie Hilfsmittel in Relation zu den Arzneimittelausgaben zwischen 2017 und 2024 (Index 2017 = 100)

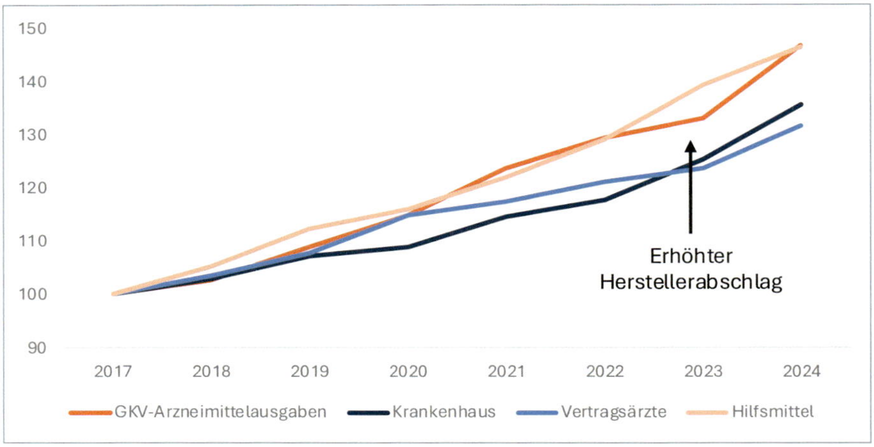

Quelle: Bundesministerium für Gesundheit, KV45 und KJ1-Statistik. Bruttokosten. Eigene Auswertung und Darstellung

Die in den zurückliegenden Jahren immer wieder auftretenden Finanzierungsprobleme in der gesetzlichen Krankenversicherung erweisen sich insofern auch als Folge einer hinter dem Anstieg des Sozialprodukts zurückbleibenden Entwicklung der Finanzierungsbasis der GKV. Als Finanzierungsbasis dienen die versicherungspflichtigen Einkünfte der Arbeitnehmerinnen und Arbeitnehmer sowie die Renten, denn Arbeitsentgelte und Renten stellen – begrenzt durch die Beitragsbemessungs- und Versicherungspflichtgrenze – die Bemessungsgrundlage für die Beiträge dar. In der gesetzlichen Terminologie wird von beitragspflichtigen Einnahmen gesprochen. Die Indexdarstellung zeigt (Abbildung 5), dass sich die beitragspflichtigen Einnahmen je Mitglied zwischen 2017 und 2023 um 16 Prozent erhöht haben, also hinter der Zuwachsrate der Gesamt- und den arzneimittelspezifischen Leistungsausgaben zurückgeblieben sind. Ursächlich dafür sind u. a. die schwachen Erhöhungen der Renten sowie die Zunahme von Beschäftigungsverhältnissen mit einem niedrigen Einkommen (als Folge vor allem von Beschäftigung zum Mindestlohn und Teilzeitarbeit).

Abbildung 5: Entwicklung von Beitragseinnahmen je Mitglied und Ausgaben der GKV zwischen 2017 und 2024 (Index 2017 = 100)

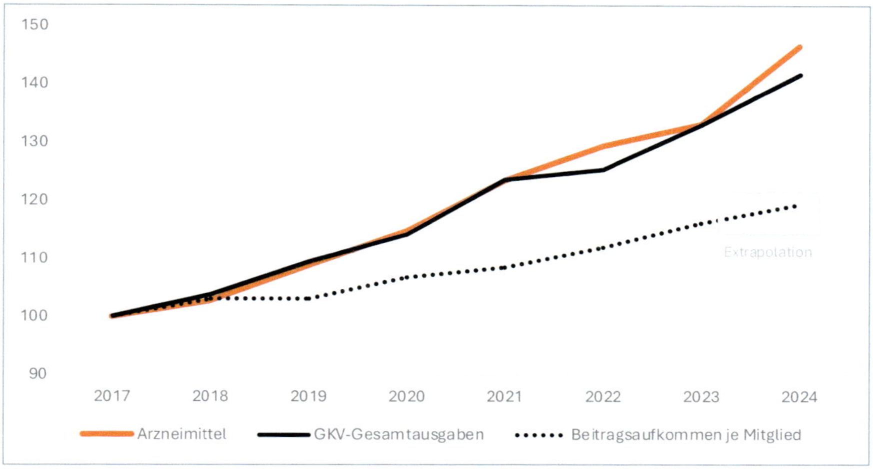

Quelle: Bundesministerium für Gesundheit, KJ1 Statistik und Gesetzliche Krankenversicherung – Kennzahlen und Faustformeln. Eigene Auswertung und Darstellung

Da die Finanzierungsbasis der GKV maßgeblich über Beiträge auf Arbeitnehmereinkommen und Renten sichergestellt wird, ist die mittelfristig notwendige Finanzausstattung der Krankenkassen bzw. des Gesundheitsfonds – aufgrund unterschiedlicher Annahmen über die zukünftige konjunkturelle Entwicklung – schwerlich prognostizierbar.

Die Antwort der Politik die Einnahmeschwäche der GKV auszugleichen, bestand lange Zeit, neben zeitweisen Versuchen der Kosten(anstiegs-)dämpfung, im Wesentlichen in der Anhebung der Krankversicherungsbeiträge. Mit dem GKV-Modernisierungsgesetz 2004 wurden Zuzahlungsregelungen und schließlich erstmals ein Bundeszuschuss eingeführt. Zuvor war die GKV, im Gegensatz zur gesetzlichen Rentenversicherung, ausschließlich beitragsfinanziert. Dieser Bundeszuschuss zur GKV (bzw. seit 2009 zum Gesundheitsfonds) war zunächst explizit zur Abgeltung versicherungsfremder Leistungen (insbesondere die kostenfreie Mitversicherung von Familienangehörigen) bestimmt. In Kapitel 4 des vorliegenden Reportes werden aktuelle Optionen zur Stärkung der Einnahmen bzw. Dämpfung der Ausgabenentwicklung in der GKV diskutiert. Zu deren Einordnung ist die Kenntnis über bestehende Kostendämpfungsinstrumente im Arzneimittelmarkt essenziell, um Optionen zur Weiterentwicklung beschreiben zu können. Ziel ist dabei weniger eine vollumfängliche Aufarbeitung als vielmehr eine Systematisierung bestehender Ansätze.

2.3 Ausgabenentwicklung im Apothekenmarkt

Auf Basis von Abrechnungsdaten der DAK-Gesundheit aus dem Zeitraum 01/2022 bis 12/2024 können die GKV-Arzneimittelumsätze zu Nettokosten (also inkl. aller gesetzlichen Rabatte) sowie hinsichtlich abgegebener Mengen Packungen und definierter Tagesdosen (engl. „daily defined doses", DDD) differenzierter analysiert werden. Eine Unterscheidung ist insbesondere hinsichtlich des Marktsegmentes von Interesse. Dabei wird unterschieden, ob es sich um

- patentgeschützte Originale (AMNOG-Markt) und patentfreie Originale,
- Generika/Biosimilar oder
- andere Produktklassen handelt.

Seit Januar 2022 sind die zulasten der GKV abgegebenen Tagesdosen kontinuierlich gestiegen. Zwischen 2019 und 2024 ist die jährliche Anzahl abgegebener Tagesdosen um 3,2 % gestiegen, wobei der Anstieg fast ausschließlich auf mehr abgegebene Tagesdosen im Generikamarkt zurückzuführen ist. Im Patentmarkt und für patentfreie Originale sind die abgegebenen Tagesdosen weitestgehend konstant. Bei Orphan Drugs sind sie allerdings innerhalb dieses Zeitraumes um 186 % gestiegen (Abbildung 6).

Abbildung 6: Relative Entwicklung der zulasten der GKV abgegebenen Tagesdosen

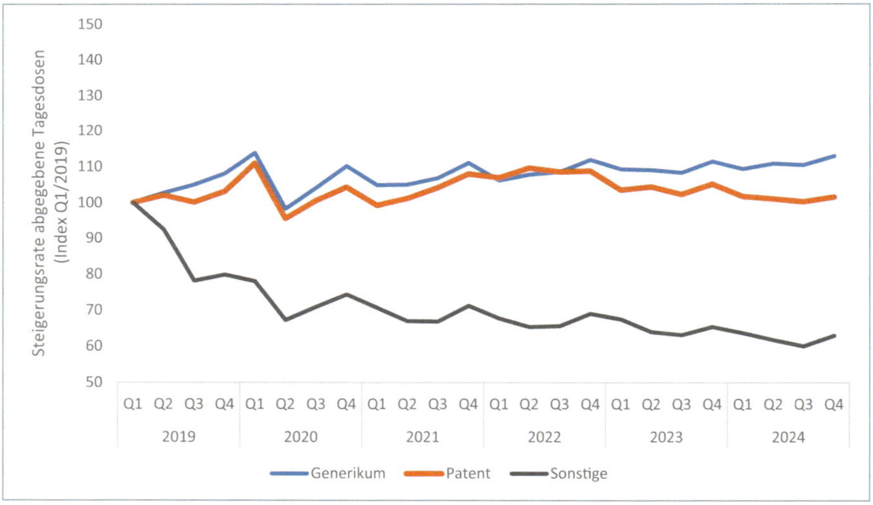

Quelle: Eigene Auswertung auf Basis von Daten der DAK-Gesundheit. Daten indexiert auf 01/2019

Dabei ist auffällig, dass in der Volumenentwicklung im Arzneimittelmarkt über abgegebene Tagesdosen in der Kurzfrist nur sehr geringe Entwicklungen zu beobachten sind (Tabelle 1). Dynamischer ist indes die Entwicklung abgegebener Tagesdosen bei Orphan Drugs, für die innerhalb der vergangenen fünf Jahre fast eine Verdreifachung zu beobachten ist, ein Indikator für die hohe Durchlässigkeit entsprechender neuartiger und spezieller Therapien in den deutschen Markt.

Tabelle 1: Entwicklung von Arzneimittelabgaben in Tagesdosen in der GKV, 01/2019 bis 04/2024

Marktsegment	Abgaben in Mio.						Relative Entwicklung	
	2019	2020	2021	2022	2023	2024	24 vs. 19	24 vs. 23
Patent	5.962	6.049	6.069	6.381	6.110	5.954	0 %	-3 %
Generikum/ Biosimilar	36.163	37.072	37.192	37.764	38.087	38.565	+7 %	+1 %
Rest	3.195	2.648	2.512	2.440	2.370	2.265	-29 %	-4 %
Orphan	4	6	8	9	10	12	+186 %	+20 %

Quelle: Eigene Auswertung auf Basis von Daten der DAK-Gesundheit, nur Offizin-Apothekenumsätze berücksichtigt. Angaben basieren auf Hochrechnungen

Dynamischer verläuft sowohl in der Kurz- als auch in der Mittelfrist die Ausgabenentwicklung, insbesondere im Patentmarkt (Abbildung 7). Zwischen 2019 und 2024 sind die Ausgaben für patentgeschützte Arzneimittel trotz weitestgehend konstanter Abgabemengen um 26 Prozent gestiegen. Auch die Ausgaben für Generika haben in diesem Zeitraum zugenommen (+11 %). Besonders ausgeprägt ist die Ausgabendynamik bei Orpahn Drugs, welche im Jahr 2024 im Vergleich zum Vorjahr um 18 Prozent, und im Vergleich zu 2019 um 253 % zugenommen haben (Tabelle 2).

Abbildung 7: Entwicklung der GKV-Arzneimittelausgaben unter Nettokosten

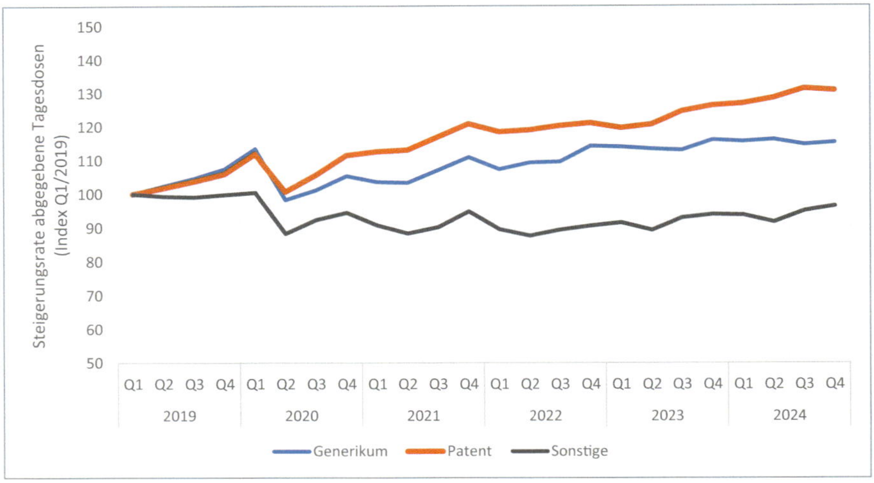

Quelle: Eigene Auswertung auf Basis von Daten der DAK-Gesundheit, nur Offizin-Apothekenumsätze berücksichtigt. Daten indexiert auf 01/2019

Tabelle 2: Entwicklung von Arzneimittelausgaben in der GKV, 01/2019 bis 12/2024

Marktsegment	Abgaben in Mio.						Relative Entwicklung	
	2019	2020	2021	2022	2023	2024	24 vs. 19	24 vs. 23
Patent	27.457	28.677	30.924	31.957	32.778	34.533	+26 %	+5 %
Generikum/ Biosimilar	14.899	15.036	15.274	15.833	16.407	16.594	+11 %	+1 %
Rest	3.804	3.588	3.478	3.412	3.513	3.599	-5 %	+2 %
Orphan	955	1.400	2.264	2.562	2.860	3.367	+253 %	+18 %

Quelle: Eigene Auswertung auf Basis von der DAK-Gesundheit, nur Offizin-Apothekenumsätze berücksichtigt. Angaben basieren auf Hochrechnungen

Zu berücksichtigen ist, dass die beobachteten Ausgabenzuwächse nicht ausschließlich auf Preissteigerungen (Preismoratorium) zurückzuführen sind, sondern auch Ausdruck des Innovationsgeschehens im Markt neuer Arzneimittel sind. Klar ist jedoch auch, dass der Ausgabenanstieg von 2023 auf 2024 nicht allein auf den Sondereffekt der geplanten Absenkung des Herstellerabschlages zurückzuführen ist. Diese trägt mit gut 100 Millionen Euro je Monat nur teilweise zu der beobachteten Dynamik bei.

2.4 Ausgabenentwicklung für gesondert erstattete Arzneimittel im Krankenhaus

Im Jahr 2011 lagen die GKV-Ausgaben für nicht-patentgeschützte und patentgeschützte Arzneimittel zusammengerechnet bei 26,3 Mrd. Euro. Innerhalb der vergangenen Jahre sind diese Ausgaben kontinuierlich auf 55,3 Mrd. Euro im Jahr 2024 angestiegen.[8] Dies ist insbesondere auf steigende Ausgaben für patentgeschützte Arzneimittel zurückzuführen. Während die Ausgaben für Generika zwischen 2011 und 2024 jährlich um durchschnittlich sechs Prozent wuchsen, haben die Ausgaben für patentgeschützte Arzneimittel pro Jahr um durchschnittlich sieben Prozent zugenommen. Insbesondere in den vergangenen Jahren ist im Patentmarkt eine nahezu lineare Ausgabenentwicklung zu beobachten, welche seitens der gesetzlichen Krankenversicherungen immer wieder als Anlass zur Diskussion von Kostendämpfungsmaßnahmen insbesondere in diesem Marktsegment genommen wird. Anders als bei der absoluten Ausgabenentwicklung sind die Ausgaben für Arzneimittel in Relation zur Entwicklung der GKV-Gesamtausgaben im Zeitverlauf aber weitestgehend stabil geblieben. Zwischen 2018 und 2024 liegen sie zwischen 15,2 Prozent (2019) und 17,5 Prozent (2024).

Sowohl die absolute als auch die relative Ausgabenentwicklung bilden jedoch nur einen Teil der tatsächlichen Arzneimittelausgaben ab, da sie nur auf ambulant-ärztlichen Arzneimittelumsätzen beruhen und die Kosten für im Krankenhaus angewendete Arzneimittel nicht berücksichtigen. Dies liegt daran, dass die stationär anfallenden Arzneimittelkosten im DRG- oder NUB-System nur schwierig herauszurechnen sind.

Während im ambulanten Sektor eine vertragsärztliche Verordnung unmittelbar zu einer Erstattung durch die gesetzlichen Krankenkassen führt, sofern kein Verordnungsausschluss besteht, werden im stationären Sektor Arzneimittel nicht separat erstattet, sondern in das Finanzierungssystem bestehend aus Fallpauschalen und Zusatzentgelten (ZE) integriert. Neue Untersuchungs- und Behandlungsmethoden (NUB) finden folglich über Kodierung und Klassifikationsänderung Eingang in das gegenwärtige Fallpauschalensystem und werden über sogenannte Casemixänderungen finanziert. So kann der Arzneimitteleinsatz in der stationären Versorgung entweder durch direkte Integration in die DRG-Fallpauschalen vergütet werden oder im Falle hochpreisiger Arzneimittel, die sich nicht angemessen über die Fallpauschalen abbilden lassen, über ZE.

Für hochpreisige Arzneimittel, die noch keinen Eingang in den Regelleistungskatalog des DRG-Systems gefunden haben, können zudem NUB-Entgelte vereinbart werden. Von der Einführung einer neuen Therapie über die Einführung eines neuen Operationsschlüssels und dessen Verwendung in dem entsprechenden Datenjahr bis hin zur Kalkulation der DRG vergehen, trotz verkürzter Verfahren, drei Jahre. Um die Innovationslücke zu schließen, hatte der Gesetzgeber in § 6 Abs. 2 KHEntgG den Vertragsparteien „vor Ort" die Möglichkeit gegeben, zeitlich befristete Vergütungen für noch nicht mit den Fallpauschalen sach-

8 Ergebnisse der KJ1-Statistik.

gerecht abgerechnete NUB-Entgelte zu vereinbaren. Die so zu vereinbarenden Entgelte sind lediglich ein Jahr gültig und gelten jeweils auch nur für das beantragende Krankenhaus. Das sorgt für eine Menge bürokratischen Aufwand, beklagt die DKG. In ihren jüngst bekannt gewordenen Vorschlägen zum Bürokratieabbau im Gesundheitswesen taucht daher auch ein Punkt zu diesem Thema auf. Die DKG wünscht sich die Abschaffung der gesetzlichen Verpflichtung zur jährlich wiederkehrenden Antragstellung auch für bereits verhandlungsfähige NUB durch jedes einzelne Krankenhaus. Darüber hinaus setzt sich die DKG für eine vereinfachte Informationsbeschaffung beim Institut für das Entgeltsystem im Krankenhaus (InEK) ein, zum Beispiel durch Unterstützung von Fachgesellschaften und der Industrie. Den Entbürokratisierungseffekt dieser Maßnahme bewertet die DKG als sehr hoch. Allein für das laufende Jahr geht sie von 119.620 Wiederholungseinzelanträgen für 954 NUB aus.

NUB-Entgelte können zwischen Krankenhäusern und gesetzlichen Krankenkassen auf der Grundlage einer Bewertung durch das Institut für das Entgeltsystem im Krankenhaus (InEK) ausgehandelt werden. Die Verhandlung von NUB-Entgelten erfordert dabei eine Bewertung durch das InEK in Form eines NUB-Status 1. Bei Arzneimitteln sind eine bevorstehende Zulassung sowie deutliche Mehrkosten, die nicht im G-DRG-System abgebildet sind, essenzielle Bewertungskriterien. Auch gilt, dass ein Zusatznutzen gegenüber dem bisherigen Therapiestandard gegeben sein sollte. Das Verfahren zur Bewertung von NUB-Anträgen durch das InEK und die Verhandlung von NUB-Entgelten auf regionaler Ebene findet jährlich statt. Jeweils zum 31. Oktober eines Jahres müssen NUB-Anträge beim InEK eingereicht werden. Die entsprechende Anfrage muss jedes einzelne Krankenhaus stellen, das die entsprechende Leistung erbringen will.

Das InEK veröffentlicht seine Bewertungen zum 31. Januar des Folgejahres. Die Verhandlungen auf Basis der Bewertungsergebnisse können sodann beginnen. Sie erfolgen nicht zentral, sondern dezentral mit jedem einzelnen Krankenhaus vor Ort, wodurch regional unterschiedliche Ergebnisse der Verhandlungen möglich sind. Seit dem Jahr 2022 kann zudem der NUB-Status 11 vergeben werden. Dieser ermöglicht für noch nicht zugelassene Methoden eine vorzeitige Vereinbarung eines NUB-Entgeltes. Erbracht und abgerechnet werden kann die Methode jedoch erst, sobald die Zulassung vorliegt. Aufgrund der Datenanforderungen des Bewertungsverfahrens gelingt es in der Regel nur für Arzneimittel, die bis zum 31. Oktober eines Jahres in den Verkehr gebracht wurden, einen NUB-Status 1 für das Folgejahr zu erwirken. Bis dahin erhalten innovative Therapien oft ein ungünstigeres Bewertungsergebnis (NUB-Status 4). Der NUB-Status 4 erlaubt zwar grundsätzlich ebenfalls Verhandlungen über NUB-Entgelte, jedoch bleiben die meisten Verhandlungen in der Praxis erfolglos, bis ein Status 1 durch das InEK vergeben wird. Häufig folgt dann noch ein Schiedsstellenverfahren, wenn die direkten Verhandlungen nicht erfolgreich verlaufen.

Für ATMP wurden im Zuge des Gesundheitsversorgungsweiterentwicklungsgesetzes (GVWG) im Sommer 2021 indes eine Neuregelung getroffen: Ein Krankenhaus kann gem. § 6 Abs. 2 Satz 3 des Krankenhausentgeltgesetzes (KHEntgG) inzwischen für eine neue Methode, welche die Gabe von Arzneimitteln für neuartige Therapien im Sinne von § 4

Abs. 9 Arzneimittelgesetz (AMG) enthält, zusätzlich zum regulären NUB-Anfrageverfahren bis spätestens zum 30. April eine gesonderte Anfrage an das InEK stellen. Bei einer fristgerechten Anfrage ist für ATMP ab dem 1. Juli eines Jahres eine krankenhausindividuelle Vereinbarung von den Vertragsparteien nach § 11 KHEntgG auch ohne die Information des InEK möglich, sofern die Information noch nicht vorliegt.

Bis zur Überführung eines Arzneimittels in die jährlich aktualisierte DRG-Systematik (Fallpauschalenkatalog) mit einem bundesweit geltenden Zusatzentgelt für die Abrechnungshöhe gelten also individuelle Vereinbarungen, welche seit dem 01.01.2023 nach Verhandlung/Festsetzung eines Erstattungsbetrags neu zu verhandeln sind, wobei der Erstattungsbetrag die Obergrenze darstellt. Dies erschwert ein einheitliches Monitoring der stationären Absätze neuer Arzneimittel. Um diese Kosten abzuschätzen, erscheint es vor dem Hintergrund der Zunahme rein stationär eingesetzter Arzneimittel sinnvoll, den NUB- und ZE-bewerteten Teil der stationären Arzneimittelausgaben datenbasiert abzuschätzen. Der vfa geht beispielsweise für das Jahr 2024 von mehr als 40 Marktneueinführungen aus, überwiegend in spezialisierten Indikationen, welche vielfach im Rahmen einer Krankenhausbehandlung zum Einsatz kommen. Gleichzeitig ist im Zeitverlauf auch eine Zunahme der mit Zusatzentgelten im DRG-Katalog hinterlegten Arzneimittel zu beobachten (Tabelle 3).

Tabelle 3: Anzahl neuer Arzneimittel mit NUB-Antrag bzw. Aufnahme mit Zusatzentgelt in den DRG-Katalog

NUB/ZE-Arzneimittel	2017	2018	2019	2020	2021	2022	2023	2024
Anzahl Arzneimittel mit Zusatzentgelt im DRG-Katalog	93	99	111	117	123	125	134	152
Anteil Arzneimittel an allen definierten Zusatzentgelten	49 %	48 %	52 %	54 %	54 %	54 %	56 %	58 %

Quelle: Eigene Auswertung und Darstellung auf Basis der Anlagen 4 und 5 des jährlich aktualisierten DRG-Katalogs, 2017–2024

Wird berücksichtigt, dass ein überwiegender Anteil der Arzneimittelkosten im Krankenhaus in den DRGs eingerechnet ist und nicht NUB- bzw. ZE-fähig ist, werden nachfolgende Berechnungen den bereits pauschal vergüteten Anteil stationärer Arzneimittelkosten nicht abbilden und somit eine Unterschätzung für den innovativen, überwiegend patentgeschützten Arzneimittelmarkt darstellen.

Basierend auf Abrechnungsdaten der DAK-Gesundheit wurde die Entwicklung der Arzneimittelkosten im stationären Sektor für die Jahren 01/2017 bis 12/2024 untersucht.[9] Hierzu wurden zunächst die mit der Gabe von AMNOG-Wirkstoffen in Zusammenhang stehenden NUB- und Zusatzentgelte sowie die zugehörigen Entgeltschlüssel gemäß der § 301-Vereinbarung zum GKV-Datenaustausch identifiziert. Die Identifikation erfolgte auf Basis der offiziellen Schlüsselverzeichnisse, welche in der Clavis-Datenbank der Entgeltverwaltung des GKV-SV sowie im Rahmen der Schlüsselfortschreibung des vdek kontinuierlich aktualisiert und bereitgestellt werden. Auf diese Weise konnten insgesamt 2.766 eindeutige Entgeltschlüssel zu 191 verschiedenen AMNOG-Wirkstoffen ermittelt werden. Diese wurden im Weiteren zum Aufgriff der AMNOG-relevanten NUB- und Zusatzentgelte in den Abrechnungsdaten herangezogen.

Analysiert wurden die Zahl der Krankenhausfälle mit abgerechneten AMNOG-relevanten NUB- bzw. ZE-Entgelten, die damit einhergehenden Kosten sowie die Entwicklung im Zeitverlauf. Dabei wurden sowohl Daten der DAK-Gesundheit als auch Hochrechnungen für die GKV berichtet. Hinweise zur Methodik der Hochrechnung finden sich in Anlage A2.

Bis 2019 war in Deutschland hinsichtlich der Arzneimittelausgaben im Krankenhaus wenig bekannt. Seither werden zumindest die Gesamtausgaben „Arznei- und Verbandmittel aus Krankenhausapotheken" in den Rechnungsergebnissen der GKV mit ausgegeben. 2019 entsprach dies noch 2,6 Milliarden Euro, in 2024 dem vorläufigen Ergebnis zufolge 3,6 Milliarden Euro (Tabelle 4). Die Krankenhäuser werden dabei durch die eigene Krankenhausapotheke, durch die Apotheke eines anderen nahegelegenen Krankenhauses oder durch eine krankenhausversorgende öffentliche Apotheke versorgt. Der Kostennachweis der Krankenhäuser des Statistischen Bundesamtes gibt darüber hinaus Auskunft über die für Arzneimittel in Deutschland anfallenden Bruttokosten. Gesonderte Daten[10], die im Einzelnen die Dynamik bei den patentgeschützten, hochpreisigen Arzneimitteln erkennen lassen, die über NUB oder ZE vergütet werden, waren bis zur Veröffentlichung des DAK-AMNOG-Reportes 2023 nur in einzelnen Fallberichten öffentlich verfügbar.[11]

9 Nachfolgender Text ist eine aktualisierte Fassung der Veröffentlichung aus dem AMNOG-Report 2024.
10 Bethkenhagen (2024).
11 Greiner et al. (2023).

Tabelle 4: Ausgaben für Arznei- und Verbandmittel aus Krankenhausapotheken

Kosten für Arzneimittel im Krankenhaus	2017	2018	2019	2020	2021	2022	2023	2024*
Ausgaben Arzneimittel im Krankenhaus insgesamt** (in Tausend)	4.621	5.086	5.542	5.972	6.287	6.542	7.424	NV
Ausgaben Krankenhausapotheke, GKV (in Mio. Euro)***	Keine Daten öffentlich verfügbar		2.634	2.769	3.061	3.134	3.360	3.567
Jährliche Wachstumsrate der Ausgaben aus Krankenhausapotheken			–	+5 %	+11 %	+2 %	+7 %	+6 %

NV: Daten noch nicht öffentlich verfügbar.
* Vorläufige Rechnungsergebnisse auf Basis der KV45-Statistik.
** Fachserie 12 / 6 / 3 des Statistischen Bundesamtes
*** Konto 04310 der KJ1/KV45-Statistik.

Quelle: Eigene Auswertung und Darstellung auf Basis der Rechnungsergebnisse der GKV (KJ1 und KV45-Statistik), 2019–2024

Im Jahr 2024 wurde, hochgerechnet auf die GKV, bei über 165.000 Krankenhausfällen ein NUB- bzw. ZE-bewertetes Arzneimittel als zusätzliche Kosten für die GKV abgerechnet (Tabelle 5). Damit wurde in mehr als neun von 1.000 Krankenhausfällen ein AMNOG-Medikament angewendet. Innerhalb der letzten sechs Jahre entspricht dies einem jährlichen Plus von im Durchschnitt 25 Prozent mehr Abrechnungsfällen. Die dabei anfallenden Kosten sind im gleichen Zeitraum mit einem durchschnittlichen jährlichen Plus von 40 Prozent überproportional stark gestiegen – neben einer Mengenausweitung findet also auch eine zunehmende Kostenintensivierung der stationären (zusätzlich finanzierten) Arzneimittelversorgung statt.

Tabelle 5: Entwicklung der Anzahl der Krankenhausfälle mit ZE- oder NUB-Entgelten für nutzenbewertete Arzneimittel

Krankenhausfälle	2017	2018	2019	2020	2021	2022	2023	2024
Anzahl mit NUB/ZE-Arzneimittel[1] (in Tausend)	34	50	75	99	105	122	152	165
Wachstumsrate	–	+47 %	+50 %	+32 %	+6 %	+16 %	+25 %	+8,6 %
Anteil NUB/ZE-Fälle an allen Krankenhausfällen (je 1.000)	1,7	2,5	3,8	5,7	6,1	7,1	8,8	9,5

[1] Gerundete Hochrechnung erfolgt auf Basis des jährlichen Anteils DAK-Versicherter an allen GKV-Versicherten.

Quelle: Eigene Auswertung und Darstellung auf Basis von Abrechnungsdaten der DAK-Gesundheit, 2017–2024

Hochgerechnet auf alle GKV-Fälle mit NUB- bzw. ZE-Abrechnung eines nutzenbewerteten Arzneimittels fielen im Jahr 2024 Kosten in Höhe von mehr als 1,35 Mrd. Euro an – ein neuer Höchststand. Diese Kosten gehen aufgrund der bislang fehlenden standardisierten Erhebungs- und Auswertungslogik nicht in die Analysen zur Entwicklung des GKV-Arzneimittelmarktes ein. Dabei ist der in 2022 beobachtete geringfügige Rückgang der Gesamtumsätze unter NUB- und ZE-Entgelten auffällig (Abbildung 8). Dieser ist nicht auf die Maßnahmen des GKV-FinStG (insb. der erhöhte Herstellerabschlag) zurückzuführen, da diese erst ab Januar 2023 gegriffen haben. Vielmehr ist zu beobachten, dass für zwei der drei umsatzstärksten Arzneimittel mit NUB/ZE-Entgelt (Onasemnogen abeparvovec und Nusinersen) Umsatzrückgänge von gut einem Drittel in 2022 gegenüber 2021 zu verzeichnen sind. In 2023 sind dann überwiegend steigende Patientenzahlen aber auch, trotz erhöhtem Herstellerabschlag und eingeführten Leitplankenrabatten, wieder moderat steigende Ausgaben zu beobachten, welche sich 2024 mit stärkerer Dynamik fortgesetzt haben.

Abbildung 8: Entwicklung der Ausgaben für nutzenbewertete Arzneimittel auf Basis von NUB- und ZE-Entgelten

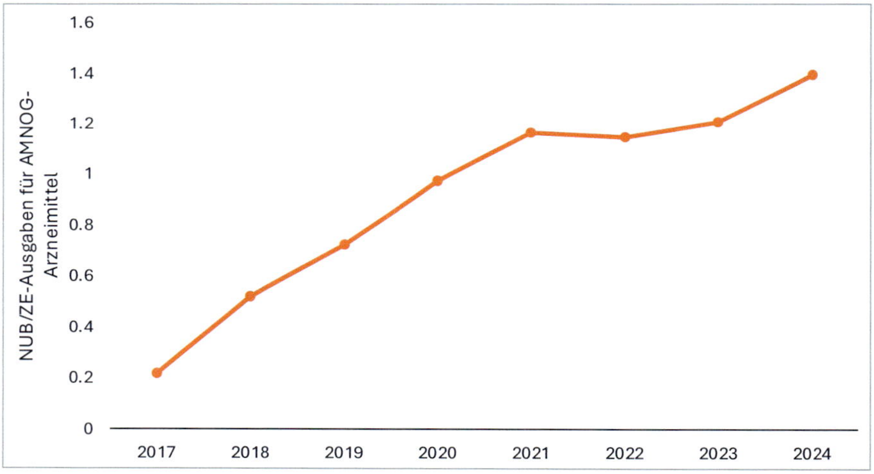

Quelle: Eigene Auswertung und Darstellung auf Basis von Abrechnungsdaten der DAK-Gesundheit, 2017–2024

Diese Trendentwicklung im Krankenhaus ist zu großen Teilen auf stationär abgerechnete Orphan Drugs zurückzuführen, deren Ausgabenanteil sich inzwischen bei einem Drittel an allen gesondert im Krankenhaus abgerechneten Arzneimitteln eingependelt hat, während der Anteil an allen stationären Fällen mit gesonderter Arzneimittelabrechnung leicht rückläufig ist. Ein Indikator für insgesamt gestiegene Ausgaben je stationär abgegebenem Orphan Drug (Tabelle 6). GKV-weit erreichen dabei im Jahr 2023 drei Wirkstoffe stationäre Umsätze über NUB/ZE-Entgelte von mehr als 100 Millionen Euro. Zu diesen zählen Pembrolizumab, Axicabtagen-Ciloleucel und Nusinersen.

Tabelle 6: Entwicklung der Ausgaben für nutzenbewertete Arzneimittel auf Basis von NUB- und ZE-Entgelten

Ausgaben	2017	2018	2019	2020	2021	2022	2023	2024
Gesamter NUB/ZE-fähiger AMNOG-Markt								
Ausgaben DAK-Gesundheit (in Mio. Euro)	17,4	41,0	56,1	74,7	88,5	87,3	92,3	104,2
Ausgaben GKV[1] (in Mio. Euro)	216	521	725	975	1.165	1.147	1.206	1.356
Jährliche Wachstumsrate	–	+141 %	+39 %	+35 %	+19 %	-2 %	+5 %	+12 %
Orphan Drugs								
Anzahl NUB/ZE-Fälle, Orphan Drugs[1] (in Tausend)	14	21	27	34	36	43	49	52
Anteil an allen NUB/ZE-Fällen	41 %	42 %	36 %	34 %	34 %	35 %	32 %	32 %
Ausgaben GKV[1] (in Mio. Euro)	110,9	361,7	452,8	572,6	725,8	734,0	796,2	814,5
Anteil an Gesamtausgaben für NUB/ZE-Arzneimittel	51 %	69 %	62 %	59 %	62 %	64 %	66 %	57 %

[1] Gerundete Hochrechnung erfolgt auf Basis des jährlichen Anteils DAK-Versicherter an allen GKV-Versicherten.

Quelle: Eigene Auswertung und Darstellung auf Basis von Abrechnungsdaten der DAK-Gesundheit, 2017–2024

Werden die stationären Arzneimittelausgaben auf die zuvor berichteten ambulanten Arzneimittelausgaben in der GKV angerechnet, machen AMNOG-Arzneimittel, die im Krankenhaus über NUB/ZE-Entgelte abgegeben werden, ca. 2,3 Prozent aller Arzneimittelkosten im Jahr 2024 aus. Werden nur korrigierte Ausgaben für patentgeschützte Arzneimittel berücksichtigt, so entsprechen die stationären Ausgaben ca. 4,7 Prozent der Gesamt-GKV-Ausgaben für patentgeschützte Arzneimittel (Abbildung 9). Berücksichtigt werden muss, dass es sich dabei um eine konservative Schätzung handelt, da in DRG-eingepreiste Arzneimittelkosten hier keine Berücksichtigung finden.

Abbildung 9: Ausgabenanteil für Arzneimittel an den GKV-Gesamtausgaben ohne bzw. mit Berücksichtigung der NUB/ZE-Kosten

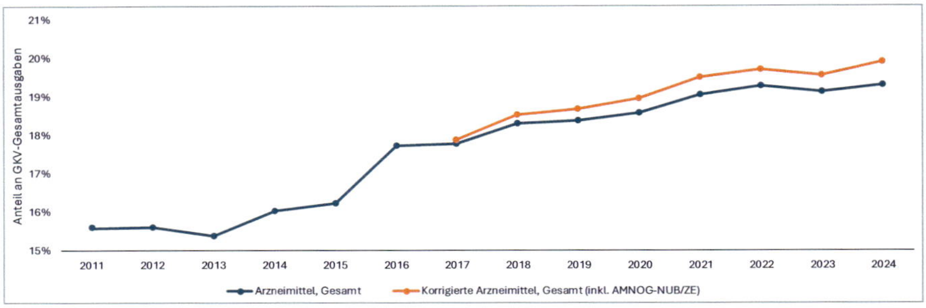

Quelle: Eigene Auswertung und Darstellung auf Basis von Abrechnungsdaten der DAK-Gesundheit, 2017–2024, KJ1/KV45-Statisitk

Es ist unstrittig, dass die GKV-Ausgaben für Arzneimittel in den letzten Jahren kontinuierlich angestiegen sind. Ebenso unstrittig ist, dass der Anteil der ambulant verschriebenen Arzneimittelausgaben an den GKV-Gesamtausgaben in demselben Zeitraum auf annähernd gleichbleibendem Niveau liegt. Steigende Arzneimittelausgaben entsprachen demnach in den letzten Jahren in etwa der Gesamtentwicklung in der GKV. Ausgaben für (hochpreisige) neue Arzneimittel im Krankenhaus sind darin aber nicht enthalten und bislang weitestgehend unbeachtet. Angesichts zunehmender Zulassungen hochspezialisierter, überwiegend oder ausschließlich (ATMP) auch für die Krankenhausversorgung vorgesehener neuer Arzneimittel erscheint es jedoch relevant, auch diese Kosten zur Vervollständigung der Ausgabendebatte hinzuzuziehen.

2.5 Ausgabenkonzentration im Arzneimittelmarkt

Aus der beschriebenen Gesamtausgabenentwicklung für Arzneimittel sind bereits bestimmte Konzentrationen der Ausgaben auf einzelne Marktsegmente, von patentgeschützten Arzneimitteln insgesamt bis hin zu hochspezialisiert eingesetzten und dabei sehr hochpreisigen Orphan Drugs, zu beobachten. Auch auf Patienten- und Produktebene können entsprechende Verordnungs- und Ausgabenkonzentrationen nachvollzogen werden.

Dabei wird unterschieden zwischen der Konzentration

- der Ausgaben,
- der abgegebenen Packungen, sowie
- der verordneten Tagesdosen.

Die Analysen erfolgen auf Basis von Netto-Umsatzdaten der DAK-Gesundheit für die Jahre 2019 bis 2024. Berücksichtigt werden Apothekenumsätze. Stationäre Umsätze unter NUB- und ZE-Abrechnungen werden ebenfalls einbezogen.

2.5.1 Ausgabenkonzentration auf Wirkstoffebene

Die Ausgaben sind aufgrund unterschiedlicher Morbiditäts- und Kostenstrukturen innerhalb des Arzneimittelmarktes erwartungsgemäß ungleich verteilt. Dabei zeigen sich unterschiedliche Trends:

Der Ausgabenanteil, der auf patentgeschützte Arzneimittel entfällt, ist innerhalb der vergangenen sechs Jahre von 49,2 Prozent auf 54,5 Prozent gestiegen. Der Anteil der abgegebenen Tagesdosen für patentgeschützte Arzneimittel an allen abgegebenen Tagesdose ist wiederum leicht rückläufig.

Gleichzeitig hat die Ausgabenkonzentration auf wenige umsatzintensive Arzneimittel in den vergangenen sechs Jahren zugenommen. Im Jahr 2024 entfielen 10,8 Prozent der Gesamtumsätze auf die 1 % umsatzstärksten Arzneimittel (Abbildung 10). Gleichzeitig entfielen lediglich 3,0 Prozent aller abgegebenen Tagesdosen auf diese Arzneimittel (Abbildung 11). Zu den 1 % der umsatzstärksten Medikamente gehörten das Antikoagulanz Apixaban, die SGLT-2-Inhibitoren Empagliflozin und Dapagliflozin oder der monoklonale Antikörper Ustekinumab. Weniger stark ausgeprägt ist der Unterschied zwischen abgegebenen Tagesdosen und Nettokosten bei den Top 5 % und Top 10 % umsatzstärksten Arzneimitteln.

Innerhalb des Zeitraumes von 2019 bis 2024 stiegen der Ausgabenanteil für die Top 1 % umsatzstärksten Arzneimittel von 6,0 Prozent auf 10,8 Prozent, während die abgegebenen Tagesdosen von 1,3 Prozent auf 3,0 Prozent gestiegen sind. Bei den Top 5 % und Top 10 % umsatzstärksten Arzneimittel zeigt sich ein vergleichbarer Trend, aber auf stärkerem Niveau.

Abbildung 10: Ausgabenkonzentration (netto) auf die umsatzstärksten Top 1 % bis Top 10 % Arzneimittel zwischen 2019 und 2024

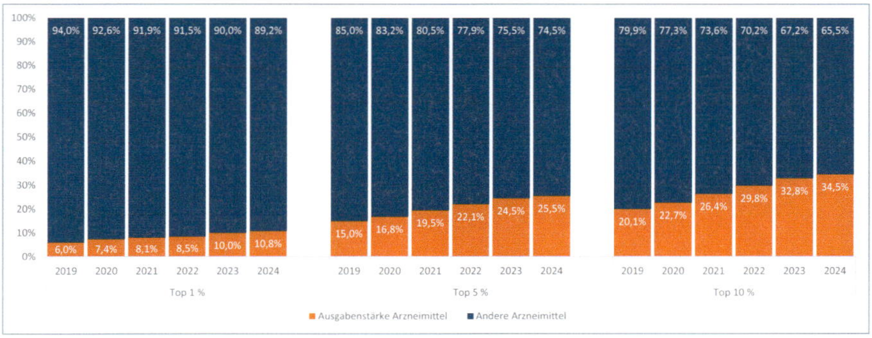

Quelle: Eigene Auswertung und Darstellung auf Basis von Abrechnungsdaten der DAK-Gesundheit, 2019–2024

Abbildung 11: Absatzkonzentration (Tagesdosen) auf die umsatzstärksten Top 1 % bis Top 10 % Arzneimittel zwischen 2019 und 2024.

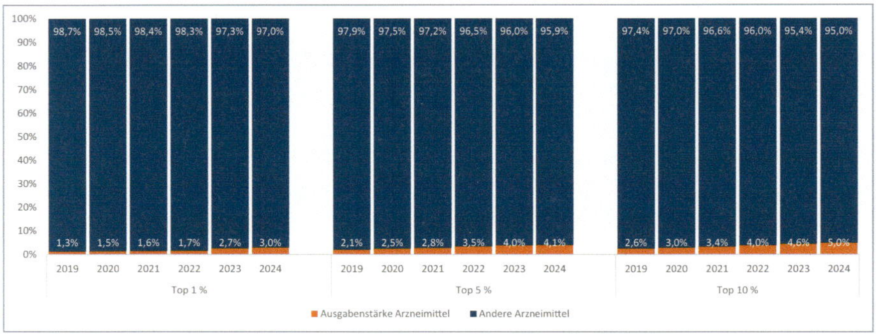

Quelle: Eigene Auswertung und Darstellung auf Basis von Abrechnungsdaten der DAK-Gesundheit, 2019–2024

2.5.2 Ausgabenkonzentration auf Patientenebene

Hinsichtlich der Kosten zeigt sich eine erwartete und bereits in der Literatur beschriebene Konzentration auf einen geringen Anteil aller Versicherten (Tabelle 7). Demnach entfallen im Zeitraum von 2019 bis 2024 zusammengefasst 51 Prozent der Gesamtumsätze für patentgeschützte Arzneimittel auf lediglich ein Prozent der bei der DAK-Gesundheit versicherten Personen. Auf 10 Prozent der Versicherten entfallen 88 Prozent der Ausgaben für patentgeschützte Arzneimittel. Im Gesamtmarkt entfallen 73 Prozent der Ausgaben auf 10 Prozent der Versicherten. Die Ausgabenkonzentration auf einzelne Versicherte ist damit im Patentmarkt insbesondere bei Hochkostenfällen erwartbar größer als im Gesamtmarkt.

Tabelle 7: Konzentration der Ausgaben für Arzneimittel auf definierte Patientenanteile

Fragestellung	Auf ... % der bei der DAK-Gesundheit versicherten Personen entfallen...				
	1 %	5 %	10 %	50 %	90 %
Ausgaben für Arzneimittel, insgesamt	35,4 %	60,3 %	72,6 %	97,7 %	99,9 %
Ausgaben für patentgeschützte Arzneimittel	50,5 %	76,7 %	87,8 %	99,7 %	100 %
Ausgaben für nutzenbewertete Arzneimittel mit Zusatznutzen bzw. äquivalentem Nutzen	67,8 %	88,6 %	97,6 %	99,1 %	99,9 %
Ausgaben für nutzenbewertete Arzneimittel ohne Zusatznutzen	83,4 %	89,2 %	94,5 %	99,2 %	99,9 %
Ausgaben für Orphan Drugs	99,9 %	99,9 %	99,9 %	99,9 %	99,9 %

Quelle: Eigene Auswertung und Darstellung auf Basis von Abrechnungsdaten der DAK-Gesundheit, 2019–2024

Ebenfalls erkennbar ist in den vergangenen fünf Jahren eine leichte Zunahme der Ausgabenkonzentration bei patentgeschützten Arzneimitteln (Abbildung 12).

Abbildung 12: Konzentration der Ausgaben für patentgeschützte Arzneimittel zwischen 2019 und 2024

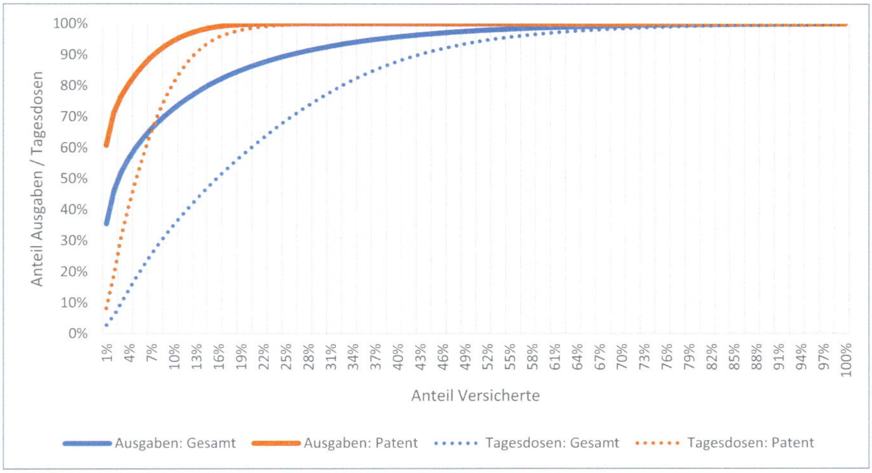

Quelle: Eigene Auswertung und Darstellung auf Basis von Abrechnungsdaten der DAK-Gesundheit, 2019–2024

Vergleichbare Konzentrationen wie auf Ausgabenebene sind auch für abgegebene Rezepte (Tabelle 8) und verordnete Tagesdosen (Tabelle 9) zu beobachten.

Tabelle 8: Konzentration der abgegebenen Rezepte auf definierte Patientenanteile

Fragestellung	Auf … % der bei der DAK-Gesundheit versicherten Personen entfallen…				
	1 %	5 %	10 %	50 %	90 %
Rezepte, insgesamt	2,6 %	18,1 %	34,2 %	93,5 %	99,7 %
Rezepte für patentgeschützte Arzneimittel	5,1 %	32,0 %	56,1 %	98,0 %	99,9 %
Rezepte für nutzenbewertete Arzneimittel mit Zusatznutzen bzw. äquivalentem Nutzen	9,6 %	62,1 %	93,0 %	98,4 %	99,0 %
Rezepte für nutzenbewertete Arzneimittel ohne Zusatznutzen	17,1 %	76,2 %	98,1 %	98,2 %	98,9 %
Rezepte für Orphan Drugs	72,8 %	74,4 %	76,1 %	90,2 %	99,5 %

Quelle: Eigene Auswertung und Darstellung auf Basis von Abrechnungsdaten der DAK-Gesundheit, 2019–2024

Tabelle 9: Konzentration der verordneten Tagesdosen auf definierte Patientenanteile

Fragestellung	Auf … % der bei der DAK-Gesundheit versicherten Personen entfallen…				
	1 %	5 %	10 %	50 %	90 %
DDDs, insgesamt	2,8 %	18,3 %	35,1 %	94,0 %	99,8 %
DDDs für patentgeschützte Arzneimittel	5,5 %	32,9 %	56,4 %	98,1 %	99,9 %
DDDs für nutzenbewertete Arzneimittel mit Zusatznutzen bzw. äquivalentem Nutzen	10,4 %	65,4 %	93,3 %	99,0 %	99,1 %
DDDs für nutzenbewertete Arzneimittel ohne Zusatznutzen	17,8 %	77,3 %	98,8 %	98,8 %	98,9 %
DDDs für Orphan Drugs	73,7 %	75,1 %	76,8 %	90,8 %	99,7 %
DDD: Definierte Tagesdosen (engl. daily defined doses)					

Quelle: Eigene Auswertung und Darstellung auf Basis von Abrechnungsdaten der DAK-Gesundheit, 2019–2024

3. Status quo der Innovationsförderung im Arzneimittelmarkt

3.1 Was ist eigentlich eine Innovation?

Investitionen in die Erforschung und Entwicklung neuer Arzneimittel erfolgen unter Unsicherheit und einem im Vergleich zu anderen Wirtschaftszweigen hohen Risiko des Scheiterns. Unter anderem deshalb ist Kapitalrentabilität in der pharmazeutischen Industrie volatiler als in anderen Märkten. Neben staatlich subventionierter Grundlagenforschung existieren deshalb verschiedene zeitlich befristete Schutzrechte, die einem Unternehmen ein Monopol auf die Nutzung einer Neuentwicklung einräumen. Dabei ist nicht alles, was neu ist, zwingend eine Innovation im Sinne einer Verbesserung der Versorgung von Patientinnen und Patienten. Je nach Kontext (z. B. regulatorisch, medizinisch oder ökonomisch) kann sich der definitorische Zugang zur Frage maßgeblicher Charakteristika einer Innovation unterscheiden.

Folgende Merkmale sind jedoch typisch für eine Arzneimittelinnovation:

- **Neuer Wirkstoff oder Wirkmechanismus:** Das Arzneimittel enthält einen neuartigen Wirkstoff, der bisher noch nicht in einem zugelassenen Medikament verwendet wurde. Es kann auch ein bekannter Wirkstoff sein, der jedoch auf neue Weise wirkt (z. B. über einen anderen Rezeptor oder Zellmechanismus).
- **Therapeutischer Fortschritt:** Das Medikament bietet einen deutlichen medizinischen Vorteil gegenüber bestehenden Therapien im Sinne einer besseren Wirksamkeit, geringerer Nebenwirkungen, oder verbesserter Lebensqualität.
- **Behandlung neuer oder seltener Erkrankungen:** Einsatz gegen seltene Erkrankungen oder neue Krankheitsbilder, für die es bislang keine Therapie gab.
- **Neue Darreichungsformen oder Verabreichungswege:** Vereinfachung bisheriger Applikationsformen (z. B. Tablette statt Spritze) oder der Anwendungshäufigkeit (Einmaltherapie statt Dauertherapie).

Regulierungsbehörden wie die EMA (Europäische Arzneimittel-Agentur) oder die FDA (USA) erkennen Innovationen z. B. durch folgende Programme an: „Priority Medicines" (PRIME) in der EU und „Breakthrough Therapy Designation", „Fast Track" oder „Accelerated Approval" in den USA. Durch diese mit einer frühzeitigeren arzneimittelrechtlichen Zulassung verbundenen „Labels" erkennen diese Zulassungsbehörden bedeutendere Innovationsschritte neuer Medikamente an. Dies muss nicht zwangsläufig dauerhaft für ein Produkt gelten, sondern kann temporär für eine Phase weiterer Evidenzgenerierung begrenzt sein.

Fragen zur Bewertung des Innovationsgrades und damit des Nutzens neuer Arzneimittel haben in Deutschland hingegen erst mit den Neuregelungen des GMG im Jahr 2004 und der damit verbundenen Gründung des IQWiG an Bedeutung gewonnen. Zur Klassifikation des Innovationsgrades bzw. des Nutzens neuer Arzneimittel haben sich in Deutschland jedoch schon früher erste industrie- bzw. politikunabhängige Ansätze zur Frühbewertung neuer Arzneimittel unmittelbar nach Zulassung bzw. Markteintritt entwickelt. Dazu gehören unter anderem die subjektiven Bewertungen des Innovationsgrades nach der Methode von Fricke und Klaus, die Bewertungen der deutschsprachigen pharmazeutischen Nachrichtenmagazine arznei-telegramms (a-t) und der Pharmazeutischen Zeitung (PZ) oder die Klassifikation des Innovationsreportes der Techniker Krankenkasse. Ein weiteres vonseiten des GKV-Spitzenverbandes im Jahr 2007 initiiertes Klassifikationsprojekt war EVITA („Evaluation Innovativer Therapeutischer Alternativen"), ein auf veröffentlichten Studiendaten basierendes Klassifikationssystem, welches der GKV-Spitzenverband in Verhandlungen mit der KBV zum wirtschaftlichen und qualitätsgesicherten Einsatz neuer Arzneimittel sowie bei der Weiterentwicklung möglicher Steuerungsinstrumente einsetzen wollte. Das Ergebnis der Bewertung wurde auf einer zwanzigstufigen Punkteskala für einen Wirkstoff aggregiert. Während die EVITA-Bewertung mit Einführung des AMNOG im Jahr 2011 eingestellt wurde, werden einige der genannten Bewertungsverfahren bis heute durchgeführt und veröffentlicht.

Die Klassifikationssysteme verfolgen dabei unterschiedliche Ansätze. Während einige eher eine an pharmakologischen Kriterien orientierte Bewertung des Innovationsgrades eines neuen Arzneimittels durchführen, ziehen andere Verfahren im Kern publizierte klinische Studiendaten heran.

Abseits der Nutzenbewertung durch das AMNOG ist der in Deutschland vermutlich bekannteste Klassifikationsansatz der des pharmazeutischen Innovationsgrades nach Fricke und Klaus. Seit 1987 werden die Ergebnisse der Bewertung im Jahr nach der Markteinführung eines Wirkstoffs, jedoch zunächst in Kurzform, im Arzneiverordnungs-Report des wissenschaftlichen Institutes der AOKen (WIdO) publiziert. Die Bewertung berücksichtigt drei Faktoren: die Reihenfolge der Zulassung innerhalb der Wirkstoffgruppe, die Wirksamkeit relativ zu den bisher zugelassenen Wirkstoffen sowie die Beurteilbarkeit des Wirkprinzips und der Wirksamkeit. Solitäre werden durch Fricke und Klaus nicht explizit hervorgehoben. Ansonsten bildet die Klassifikation die nachfolgende Differenzierung von Innovationen ab.

Tabelle 10: Klassifikation von Innovationen

Kategorie	Innovationsgrad	Therapeutischer Fortschritt	Beispiel
Solitäre	Sehr hoch	Fundamental neu	Erste CAR-T-Zelltherapien bei Leukämien
Sprunginnovation	Hoch	Deutliche Verbesserung bei patientenrelevanten Endpunkten	Sofosbuvir gegen Hepatitis C (kurze Behandlungsdauer, hohe Heilungsrate)
Schrittinnovation	Mittel	Geringfügige Verbesserung bei patientenrelevanten Endpunkten	NA
Me-Too-Präparate	Gering	Kein substanzieller Fortschritt	Zweiter oder dritter ACE-Hemmer nach dem Originalpräparat

Quelle: Eigene Darstellung

Die Abgrenzung zwischen Schritt- und Sprunginnovationen ist dabei nicht eindeutig objektivierbar und sicherlich Gegenstand kontroverser Debatten. Kann auch die „faire" Preisbildung für Sprunginnovationen oder neue Solitäre aus Sicht von Kostenträgern eine herausfordernde Situation darstellen, so zeigen doch die bisherigen Anwendungserfahrungen des AMNOGs, dass eine definitorische Abgrenzung herausfordernd ist. Im Fokus steht dabei oft die Bewertung klinischer Endpunkte, insbesondere bei onkologischen Arzneimitteln, wie z. B. der mediane Überlebensvorteil.

Ein onkologisches Medikament gilt der bisherigen Verfahrenspraxis des AMNOG nach eher als Schrittinnovation, wenn: der mediane Überlebensvorteil relativ gering ist (z. B. 1–3 Monate, was im Rahmen der frühen Nutzenbewertung regelhaft zu einem im Ausmaß geringen Zusatznutzen führt), keine signifikante Verbesserung in der Lebensqualität oder im Nebenwirkungsprofil erkennbar ist, es sich um eine Variation bereits existierender Therapien handelt (z. B. neue Kombinationen, Dosierungen, Applikationsformen), und/oder der Nutzen nur in bestimmten Subgruppen beobachtbar ist.

Ein neues Medikament gilt hingegen als Sprunginnovation, wenn es einen substanziellen Überlebensvorteil bietet (z. B. 6–12 Monate oder mehr), es qualitativ neue Therapieansätze nutzt (z. B. Immun-Checkpoint-Inhibitoren, CAR-T, mRNA), es zusätzlich die Lebensqualität verbessert und dabei ein besseres oder gleichwertiges Nebenwirkungsprofil aufweist. Herauszustellen sind auch gänzlich neu behandelbare Patientenpopulationen.

Aus Systemperspektive ergeben sich unabhängig der definitorischen Herleitung einer Innovation im Umgang mit diesen, folgende zentrale Konflikte, welche sich bei der Ausgestaltung von Preis- und Ausgabenregulierung stellen:

- Gewährung des Zugangs vs. Risiko eines nicht-erfolgenden (oder verspäteten Zugangs) Markteintritts
- Spezielle (produktgruppenspezifische) vs. allgemeine Preis- und Ausgabenregulierung

In Deutschland ist in den vergangenen Jahren zu beobachten, dass der freie und zunächst uneingeschränkte Zugang in die GKV-Versorgung für neue Arzneimittel auch politisch nicht in Frage gestellt wurde. Im Gegenteil, in der Bewertung regulatorischer Eingriffe rückte die Frage nach den (negativen) Effekten auf den Marktzugang neuer Arzneimittel als Bewertungsparameter in den Mittelpunkt. Die Zugänglichkeit neuer Arzneimittel in die GKV-Versorgung wird dabei je nach Perspektive unterschiedlich bewertet (siehe hierzu den nachfolgenden Abschnitt).

3.2 Zugänglichkeit neuer Arzneimittel in die GKV-Versorgung

Der deutsche Arzneimittelmarkt zeichnet sich durch eine im europäischen Vergleich schnelle und niedrigschwellige Zugänglichkeit aus. Eine schnelle Verfügbarkeit innovativer Arzneimittel kann dabei ein aber kein alleiniges Qualitätsmerkmal einer guten Patientenversorgung sein. Spätestens mit den regulatorischen Eingriffen in die Preisbildung neuer Arzneimittel durch das GKV-FinStG wird die Zugänglichkeit in den nationalen Arzneimittelmarkt jedoch zunehmend in Frage gestellt.[12] Seitdem werden verschiedene Indikatoren herangezogen, um Veränderungen in der Zugänglichkeit festzustellen (Tabelle 11). Bislang wenig systematisiert ist jedoch die Frage, wie hoch die Aussagekraft dieser Indikatoren ist und wie wahrscheinlich regulatorische Änderungen innerhalb einer kurzfristig evaluierbaren Periode Einfluss auf diese Indikatoren haben können (Latenz).

Tabelle 11: Indikatoren zur Evaluation der Zugänglichkeit neuer Arzneimittel in die GKV-Versorgung

Indikator	Definition	Latenz	Aussagekraft
Marktrücknahmen	Anteil der Verfügbaren und herstellerseitig vom Markt genommen Arzneimittel	Gering	Mittel
Time-to-Market	Dauer von EMA-Zulassung bis Markteintritt	Mittel	Hoch
Verfügbarkeitsquote	Anteil der innerhalb eines definierten Zeitraumes zugelassenen Arzneimittel, die auch eingeführt werden	Hoch	Hoch
Zulassungslücke	Anteil der Arzneimittel mit US aber ohne EU-Zulassung innerhalb eines definierten Zeitraumes	Hoch	Gering

Quelle: Eigene Darstellung

12 Vfa (2024).

Aus der Liste der genannten Indikatoren ist die „Time-to-Market" neuer Arzneimittel am besten geeignet, den Einfluss regulatorischer Maßnahmen bzw. Veränderungen auf die Zugänglichkeit neuer Arzneimittel in die GKV-Versorgung abzubilden. Es ist anzunehmen, dass Arzneimittel, welche bereits die zulassungsrechtlichen Hürden in Europa (bzw. nationalen Hürden bei dezentraler Zulassung) absolviert haben, auch einen schnellen Markteintritt in Deutschland anstreben, insbesondere in Hinblick auf die freie Preisgestaltung in den ersten sechs Monaten. Ist aufgrund (veränderter) regulatorischer Vorgaben zur Preisbildung zu erwarten, dass sich avisierte Preis- und damit ggf. auch Umsatzkorridore nicht erreichen lassen, so kann eine verzögert oder ausbleibende Markteinführung, aus welcher sich eine Verfügbarkeitsquote berechnen lässt, ein valider Indikator zur Abbildung potenzieller Marktzugangshürden sein.

Die Verfügbarkeitsquote ist dabei noch einmal latenter als der Time-to-Market-Indikator. Schwer zu bewerten ist, wie lange der Zeitraum ist, nach welchem regulatorische Änderungen auf diese Parameter einwirken. Schließlich ist davon auszugehen, dass sich pharmazeutische Unternehmer auf veränderte Rahmenbedingungen einstellen und ihre Markteinführungsstrategien entsprechend anpassen. Für eine zumindest argumentative Annäherung an kausale Zusammenhänge zwischen Regulatorik, veränderter Time-to-Market oder Verfügbarkeit wäre also eine solche Übergangsperiode zu definieren. Dies gilt weniger für die Zulassungsquote, bei der entweder Stichtagsbetrachtungen („X Jahre nach Zulassung ist keine Markteinführung erfolgt") und/oder Referenzmarktbetrachtungen („in X Prozent aller europäischen Länder nach Zulassung eingeführt") in Frage kommen.

Dies gilt auch für die Bewertung einer Zulassungslücke, also dem Anteil der neuen Arzneimittel mit erfolgter US-amerikanischer aber ausbleibender europäischer Zulassung. Dieser Indikator ist jedoch am wenigsten assoziativ mit regulatorischen Vorgaben in Deutschland in Verbindung zu bringen. Denn nationale Regulatorik dürfte nur begrenzten Einfluss auf die Bestrebungen pharmazeutischer Unternehmer haben, ein Produkt in anderen europäischen Ländern auszubieten. Auch ist zu berücksichtigen, dass es insbesondere bei kleineren und mittelgroßen pharmazeutischen Unternehmern häufig mehr Zeit benötigt wird, globale Market Access- und Vertriebsstrukturen aufzubauen, so dass prioritär der nach wie vor attraktivste Absatzmarkt, also die USA, prioritär avisiert werden dürfte. Folglich stellt sich auch für diesen Indikator die Frage nach einem angemessenen Bewertungshorizont.

Auch Marktrücknahmen haben eine geringe Latenz, können also als kurzfristige Reaktion auf veränderte regulatorische Rahmenbedingungen erfolgen. Gleichzeitig ist anzunehmen, dass dies nur für ein bestimmtes Produktsegment überhaupt eine strategische Option ist. Dabei ist zu unterscheiden, ob sich das Produkt bereits längere Zeit schon unter einem verhandelten Erstattungsbetrag in der Versorgung befindet oder ob es unmittelbar nach Markteinführung während der Erstattungsbetragsverhandlungen (sog. „opt-out") vom Markt genommen wird. Ersteres könnte zwar im Hinblick auf erwartete Folgeverhandlungen oder Anwendungsgebietserweiterungen eine kurzfristige Reaktion auf Regulatorik sein, dürfte jedoch auch regelhaft auf allgemeine Markt- und Versorgungsgegebenheiten wie nicht erfüllte Absatzerwartungen zurückzuführen sein. Eine Rücknahme innerhalb eines laufenden Preisverhandlungsverfahrens ist dagegen ein validerer Indikator, um potenziell negative Effekte veränderter Regulatorik abzubilden.

Politisch ist eine Bewertung dieser Indikatoren seit den in Folge des GKV-FinStG komplexeren Veränderungen der Preisbildungslogik des AMNOG von hervorgehobenem Interesse. Dabei ist der Wunsch nach „mehr" Evaluation entsprechender Verfahren und Verfahrensveränderungen grundsätzlich positiv zu bewerten. Bereits im AMNGO-Report 2023 wurde jedoch schon kritisch angemerkt, dass eine Evaluation erst ab einer gewissen Nachbeobachtungsdauer sinnhaft durchführbar ist.[13] Dies bestätigt sich auch in der Ende 2024 vorgelegten Evaluation über die Auswirkungen der Änderungen der §§ 35a und 130b und der Neuregelung des § 130e im Zuge des GKV-FinStG.[14] Die Autoren dieses Gutachten schlussfolgern, dass zwei Jahre nach Einführung der veränderten Preisbildungsmechanismen im AMNOG keine abschließende Bewertung vorgenommen werden kann.

Auch in den Analysen der AMNOG-Reporte 2023 und 2024 waren in der Gesamtschau keine Hinweise zu erkennen, dass die Regelungen des GKV-FinStG zu längeren Wartezeiten auf neue Arzneimittel oder eine überproportionale Zunahme von Marktrücknahmen geführt haben. Gleichwohl ist zu berücksichtigen, dass dabei lediglich die Time-to-Market der bereits verfügbaren Produkte betrachtet wurde und die Analysen eine mögliche Dunkelziffer bislang ausgebliebener oder verzögerter Markteintritte nicht berücksichtig wurden. Entsprechend lange verzögerte Markteintritte könnten sich in Zukunft in einer höheren durchschnittlichen Time-to-Market äußern. Eine erneute Evaluation bei unveränderter Regulatorik wäre deshalb in den kommenden Jahren anzustreben.

Der vfa betont hingegen kurzfristige Veränderungen in der medianen Time-to-Market sowie eine Vielzahl von in den USA zugelassenen Arzneimitteln, welche in Deutschland nicht verfügbar seien. Für letztere wird eine inhaltlich tiefergehende Einordnung vorgenommen, insbesondere hinsichtlich des seitens der US-amerikanischen Zulassungsbehörde zugeschriebenen Versorgungswertes dieser Arzneimittel (Tabelle 12).

---

13 Greiner W et al. (2023).
14 Albrecht M et al. (2025).

Tabelle 12: Effekte des GKV-FinStG auf Marktzugangsindikatoren in unterschiedlichen Quellen

Indikator	AMNOG-Report 2024[15]	IGES 2024[16]	vfa 2024[17]
Analysezeitraum	01.2011–05.2024	01.2011–09.2024	01.2012–03.2024
Marktrücknahmen	Keine negativen Effekte, aber Latenz berücksichtigen	Bislang keine negativen Effekte	Kein steigender Trend
Time-to-Market	Marktaustritte nach GKV-FinStG beobachtet, aber nicht bzw. nur in Ausnahmefällen auf FinStG zurückzuführen	Bislang keine negativen Effekte	Im Kurzfristvergleich 20-prozentige Zunahme der medianen Time-to-Market in 2022/23
Verfügbarkeitsquote	Nicht bewertet	Qualitative Hinweise auf Markteintrittshürden	Entweder kurzfristig reduzierte Verfügbarkeitsquote oder erhöhte Time-to-Market
Zulassungslücke	Nicht bewertet	Nicht bewertet	111 in den USA zugelassene Arzneimittel, die aktuell in Deutschland nicht verfügbar sind

Quelle: Eigene Darstellung

3.3 Verknüpfung von Industrie- und Standortförderung im AMNOG

„Die Pharmabranche ist für die Stabilität der deutschen Wirtschaft wichtiger denn je: Anders als andere Industrien ist sie nicht konjunkturabhängig.“[18]

Nach Aussage des Verbandes der forschenden Arzneimittelhersteller e. V. (vfa) ist für Deutschland bei den von Pharmaunternehmen veranlassten klinischen Studien ein negativer Trend zu beobachten. Die Schlussfolgerung der Bundesregierung im Rahmen des Ende 2023 vorgelegten Pharma-Strategiepapiers war, dass der Forschungs- und Entwicklungsstandort Deutschland insbesondere im Vergleich zu anderen europäischen Standorten relativ an Wettbewerbsfähigkeit verloren hat.[19]

15 Greiner W et al. (2024b).
16 Albrecht M et al. (2025).
17 Vfa (2024).
18 Rauffmann T (2025).
19 Bundesregierung (2023).

Es folgten daraufhin gesetzgeberische Eingriffe auch in die bestehende und jüngst verschärfte Preisbildungslogik des AMNOGs dahingehend, dass

- eine Erleichterung der mit dem GKV-FinStG eingeführten Leitplankenregelung sowie
- die Möglichkeit zum Abschluss vertraulicher Erstattungsbeträge

in den bestehenden Preisbildungsinstrumenten verankert wurden.

So erhalten pharmazeutische Unternehmer befristet bis zum 30.06.2028 die Möglichkeit, vertrauliche Erstattungsbeträge bei neuen Arzneimitteln zu vereinbaren. Dies kann erst im Nachgang zur Erstattungsbetragsvereinbarung oder Festsetzung gewählt werden und führt zwingend zu einem Preisnachlass von neun Prozent und auch nur dann, wenn der pharmazeutische Unternehmer

- **eine Arzneimittelforschungsabteilung** und
- **relevante eigene Projekte und Kooperationen mit öffentlichen Einrichtungen in präklinischer oder klinischer Arzneimittelforschung**

in Deutschland nachweisen kann. Dem ging ein kontroverser Diskussionsprozess über die grundsätzliche Möglichkeit vertraulicher Erstattungsbeträge voraus.[20]

Mit dem Medizinforschungsgesetz (MFG) erfolgte eine weitere regulatorische Anpassung, welche den Forschungsstandort Deutschland stärken und damit verbundene Innovationsanreize in der pharmazeutischen Industrie setzen sollte. Die mit der erfolgten Anpassung avisierte Leitplankenregelung sieht drei Verhandlungsvorgaben vor, um die Kosten für neu eingeführte Arzneimittel zu senken: Ist für das neue Arzneimittel kein Zusatznutzen belegt und die zVT nicht mehr patentgeschützt, soll der Erstattungsbetrag nicht über dem der zVT liegen. Ist die zVT noch patentgeschützt, soll der Erstattungsbetrag des neuen Wirkstoffs zehn Prozent unter dem der zVT liegen. Bei einem geringen Zusatznutzen in Kombination mit einer patentgeschützten zVT wiederum soll ebenfalls maximal der Preis der zVT gelten. Die mit dem MFG erfolgte Neuregelung sieht nun vor, dass pharmazeutische Unternehmen von der Regel ausgenommen werden, wenn sie belegen können, dass fünf Prozent der Patientinnen und Patienten in den für die Zulassung vorgelegten klinischen Studien in Deutschland behandelt wurde; dies gilt allerdings nur dann, wenn bei der frühen Nutzenbewertung durch den G-BA ein noch patentgeschützter Wirkstoff als Komparator bestimmt wurde.

Fraglich ist, ob dies tatsächlich ein Anreiz für mehr klinische Forschung in Deutschland ist und ob dies im Rahmen der klinischen Studienplanung für international tätige pharmazeutische Unternehmen überhaupt sinnvoll umsetzbar ist. Ersteres kann zum jetzigen Zeitpunkt nicht schlüssig beantwortet werden. Für letzteres gibt es jedoch Hinweise darauf, dass eine Umsetzung weitestgehend problemlos möglich sein sollte. Die umsatzstärksten

20 Siehe hierzu ausführlich: Greiner W et al. (2024a).

Arzneimittel aus dem Jahr 2023 hatten in den zulassungsbegründenden Studien ohnehin schon einen durchschnittlichen Anteil von sechs Prozent der teilnehmenden Patientinnen und Patienten aus deutschen Studienzentren (Tabelle 13).

Tabelle 13: Anteil der Patienten aus deutschen Studienzentren an den initialen, zulassungsbegründenden pivotalen Studien der 10 umsatzstärksten AMNOG-Arzneimittel des Jahres 2023

Arzneimittel	Indikation	Studie(n)	Anteil Patienten aus deutschen Studienzentren
Eliquis	Vorhofflimmern	ARISTOTLE	4,5 %
Jardiance	T2DM	Multiple	5,6 %
Forxiga	T2DM	Multiple	4,3 %
Dupixent	Atopische Dermatitis	R668-AD-1224	0 %
Eylea	Makulardegeneration	View ½	3,3 %
Entresto	CHF	PARADIGM-HF	5,4 %
Xtandi	Prostatakarzinom	AFFIRM	7,2 %
Lixiana	Vorhofflimmern	ENGAGE-AF	4,6 %
Cosentyx	Psoriasis	ERASURE, FEATURE	10,8 %
Jakavi	Myelofibrosis	CINC424A2353, CINC424B2401	26,3 %

Quelle: Eigene Auswertung auf Basis von Angaben im EudraCT-Register, Stand: 02.02.2025.

4. Innovationsförderung bei gleichzeitiger Ausgabendämpfung im Arzneimittelmarkt

4.1 Bestehende Kostendämpfungsinstrumente im Arzneimittelmarkt

Steuerungsmaßnahmen zur Ausgabenbegrenzung im Arzneimittelmarkt können danach unterschieden werden, ob sie primär die Preise oder das Volumen von Arzneimittelverordnungen bzw. die Verordnungsfähigkeit (Leistungsausschlüsse) beeinflussen, und ob direkte oder indirekte Regulierungsstrategien angewendet werden. Zu den direkten Strategien zählen gesetzliche Bestimmungen, welche die beteiligten Akteure (pharmazeutische Unternehmen, Ärztinnen und Ärzte, Patientinnen und Patienten) unmittelbar betreffen (Steuerung im engeren Sinne). Indirekte Strategien sind marktwirtschaftsähnliche Instrumente, die mittelbar über (zumeist) finanzielle Folgen auf die beteiligten Akteure wirken.

Arzneimittelpreise werden in Deutschland heute mithilfe unterschiedlicher Instrumente beeinflusst. Der Gesetzgeber verfolgt das Ziel:

- diejenigen patentgeschützten Arzneimittel, die keinen therapeutischen Fortschritt darstellen in **Festbetragsregelungen** einzubeziehen;
- sollten keine Festbetragsgruppen existieren, diejenigen patentgeschützten Arzneimittel in **Preisverhandlungen** auf Basis eines vorab bewerteten Ausmaßes eines etwaigen Zusatznutzens zu verhandeln;
- den Arzneimittelherstellern und den Apotheken aufzuerlegen, den gesetzlichen Krankenkassen **Herstellerabschläge** auf die Arzneimittelpreise zu gewähren;
- den Anteil von **Parallel- und Reimporten** an den abgegebenen Arzneimitteln zu erhöhen.
- Weitere Maßnahmen betreffen die Einschränkung der **Verordnungsfähigkeit** bestimmter Arzneimittel,
- sowie das Erheben von **Selbstbeteiligungen** durch die Patientinnen und Patienten.

Kostendämpfungsstrategien in der Arzneimittelversorgung setzen nicht nur bei der Preissteuerung an, sondern auch bei der Mengensteuerung, also bei Art und Umfang der verordneten Medikamente. Darüber wiederum entscheidet die Ärztin beziehungsweise der Arzt. Ergänzend wird die Arzneimittelversorgung auch durch arztseitig wirksame Steuerungsinstrumente beeinflusst. Diese sollen hier nicht weiter vertieft werden.

4.1.1 Festbeträge

Die früher geltende generelle Befreiung patentgeschützter Arzneimittel von Festbeträgen führte dazu, dass Pharmaunternehmen verstärkt sogenannte **Me-too-Präparate** entwickelten – Medikamente mit nur geringfügigen Abwandlungen bereits existierender Wirkstoffe. Diese Produkte bieten meist keinen zusätzlichen therapeutischen Nutzen, genießen aber Patentschutz und konnten daher zu hohen Preisen verkauft werden. Die Entwicklungskosten und Marktrisiken waren im Vergleich zu echten Innovationen niedrig, was sie wirtschaftlich attraktiv machten.

Diese Strategie zielte darauf ab **die Festbetragsregelung zu umgehen und verdeckt Preise zu erhöhen**, obwohl sie oft keine relevante Verbesserung für Patientinnen und Patienten darstellte. Für das Gesundheitssystem bedeutete das **höhere Ausgaben ohne echten Nutzen**.

Ab 2001 sank der Anteil der Analogpräparate bei Neuzulassungen merklich. Gesetzgeberisch wurde 2004 mit dem GKV-Modernisierungsgesetz gegengesteuert: Seitdem unterliegen auch patentgeschützte Medikamente Festbeträgen, wenn sie keinen **nachweisbaren therapeutischen Mehrwert** bieten. Das AMNOG von 2010 verschärfte die Regelungen weiter, indem es die freie Preisfestsetzung durch die Hersteller zunächst nach zwölf, inzwischen nach sechs Monaten nach Marktzulassung einschränkt.

4.1.2 Preisverhandlungen auf Basis des Zusatznutzens

Kern dieses AMNOGs ist eine Preisverhandlung zwischen pharmazeutischen Unternehmer und dem GKV-Spitzenverband über einen angemessenen Preis eines neuzugelassenen Arzneimittels bzw. neuzugelassener Anwendungsgebieter der ab 2010 neuverfügbaren Wirkstoffe. Kern dieses Verfahrens ist die transparente und kritische Auseinandersetzung mit der zum Zeitpunkt der Marktzulassung verfügbaren Evidenz aus klinischen Studien. Aus dieser sind entlang der Versorgungssituation im gegenständlichen Anwendungsgebiet Fragen zum Zusatznutzen gegenüber bereits im Markt befindlichen Referenztherapien zu beantworten.

Nach Abschluss der frühen Nutzenbewertung mit Beschlussfassung des G-BA über die Ergebnisse der Nutzenbewertung beginnt die maximal sechsmonatige Phase der Erstattungsbetragsverhandlungen zwischen pharmazeutischem Unternehmer und GKV-Spitzenverband. Wurde zuvor kein Zusatznutzen festgestellt, so wird das betreffende Arzneimittel innerhalb dieser Zeitspanne in eine Festbetragsgruppe überführt. Sollte keine Festbetragsgruppe existieren (Regelfall), führen GKV-Spitzenverband und der pharmazeutische Unternehmer Verhandlungen darüber, wie der Erstattungsbetrag anzupassen ist, damit er nicht zu höheren Jahrestherapiekosten als die zVT führt. Bei einem Arzneimittel, das einen Zusatznutzen gegenüber der zVT aufweist, wird der Erstattungsbetrag durch einen Zuschlag auf die Jahrestherapiekosten der zweckmäßigen Vergleichstherapie verhandelt.

Eine weitgehende Abkehr der bisherigen Preisbildungsarithmetik des AMNOG war im Zuge des GKV-FinStG mit Einführung der sogenannten Leitplanken für Erstattungsbeträge verbunden. Für die Vereinbarung von Erstattungsbeträgen gelten seit 2023 neue am Zusatznutzen und dem Patentstatus der zVT orientierte Richtlinien (Abbildung 13). Bei mehreren definierten Vergleichstherapien ist die wirtschaftlichste für die Bestimmung der Jahrestherapiekosten maßgebend. Ist die relevante zVT ein patentgeschützter, aber nicht nutzenbewerteter Wirkstoff, so ist auf die zugrunde gelegten Jahrestherapiekosten ein Abschlag in Höhe von zehn Prozent anzusetzen.

Abbildung 13: Systematik der mit dem GKV-FinStG 2022 eingeführten AMNOG-Leitplanken

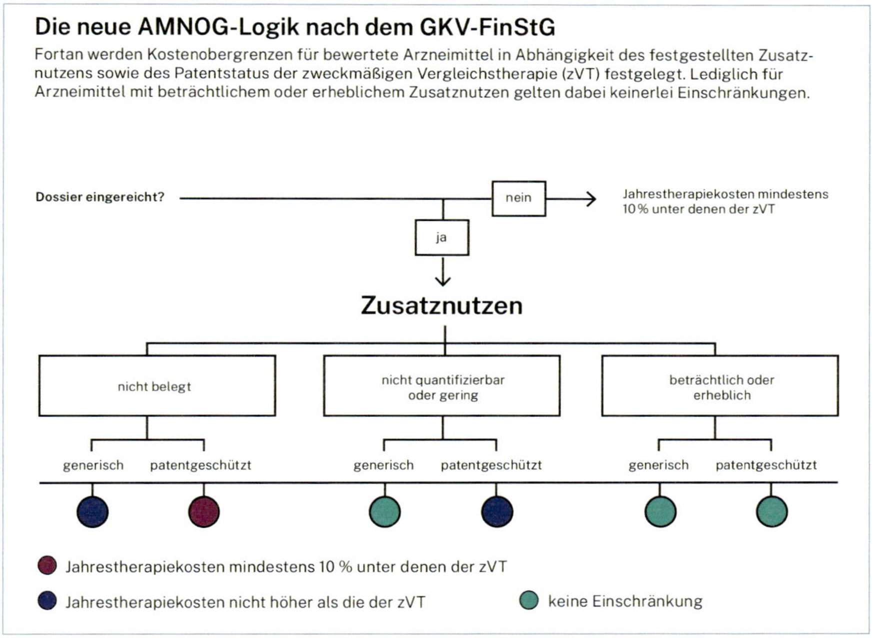

Quelle: Eigene Darstellung

Insbesondere die Abwertung eines im Ausmaß geringen Zusatznutzens, für den gemäß Arzneimittel-Nutzenverordnung auch der Nachweis eines patientenrelevanten Zusatznutzens erforderlich ist, stellt eine bedeutende Abkehr von der derzeitigen Preisbildungslogik des AMNOG-Verfahrens dar. Ein Argument für diese Abkehr ist, dass etablierte hohe Preisniveaus in einer Indikation durch Schrittinnovationen (also gem. der Argumentation Arzneimittel mit im Ausmaß geringem Zusatznutzen) kontinuierlich fortgeschrieben werden. Im Gegensatz dazu kann argumentiert werden, dass diese Leitplanken nicht anerkennen, dass sowohl ein geringer oder nicht quantifizierbarer Zusatznutzen als auch die Ausweitung der Therapiemöglichkeiten (bei gleichem Nutzen) in einem Anwendungsgebiet

Werte darstellen können, die höhere (geringer/nicht quantifizierbarer Zusatznutzen) oder gleiche Kosten (kein Zusatznutzen) in Relation zur zVT rechtfertigen können.

Inzwischen können Unternehmen von den Leitplankenregelungen ausgenommen werden, wenn sie belegen können, dass fünf Prozent der Patientinnen und Patienten in den im Zulassungsdossier beschriebenen klinischen Studien in Deutschland behandelt wurde (siehe hierzu Kapitel 3.3).

4.1.3 Abschläge

Ein weiteres Instrument, mit dem der Gesetzgeber Einfluss auf die Arzneimittelpreise nimmt, sind gesetzlich festgelegte Preisabschläge, die entweder die Apotheken oder die Arzneimittelhersteller den gesetzlichen Krankenkassen abzuführen haben. In verschiedenen Gesundheitsreformen wurden derartige Preisabschläge – zum Teil mit einer Befristung – eingeführt oder erhöht, zuletzt mit dem GKV-FinStG für den Zeitraum vom 01.01.2023 bis 31.12.2023 von sieben auf zwölf Prozent. Im Zuge des GKV-FinStG wurde zudem der Apothekenabschlag vom 1. Februar 2023 bis zum 31. Januar 2025 befristet von 1,77 Euro auf 2,00 Euro pro abgegebener Packung eines verschreibungspflichtigen Arzneimittels erhöht. Diese Maßnahme sollte Einsparungen in Höhe von rund 170 Millionen Euro pro Jahr für die GKV erzielen.

4.1.4 Preismoratorium

Das Preismoratorium ist ein gesetzliches Instrument zur Kostenkontrolle im Gesundheitswesen. Seit dem 1. August 2010 dürfen pharmazeutische Unternehmen die Arzneimittelpreise nicht über das Niveau vom 1. August 2009 anheben, ohne dass die gesetzlichen Krankenkassen einen Preisabschlag erhalten. Es gilt für alle erstattungsfähigen Arzneimittel der GKV – ausgenommen sind:

- Medikamente mit Festbeträgen
- Kinderarzneimittel
- Immunglobuline
- versorgungskritische Arzneimittel
- Präparate mit erweitertem Nutzen (neue Patientengruppen/Anwendungsgebiete)
- Neue Arzneimittel mit Erstattungsbetrag nach § 130b SGB V

Seit 2018 erhalten Hersteller einen jährlichen Inflationsausgleich. Das Moratorium wurde 2022 bis Ende 2026 verlängert, eine weitere Verlängerung wird derzeit diskutiert.[21]

21 O. V. (2024).

4.1.5 Re- und Parallelimporte

Eine Möglichkeit die Ausgaben für Medikamente zu senken, besteht darin, den Anteil an importierten Arzneimitteln zu erhöhen. Die dabei möglichen Einsparungen ergeben sich vor allem aus den erheblichen Preisunterschieden zwischen den Arzneimittelmärkten der verschiedenen Länder. Damit deutsche Hersteller ihre Medikamente auch in Ländern mit niedrigeren Preisen verkaufen können, müssen sie dort oft deutlich günstigere Preise als in Deutschland verlangen.

Wenn Großhändler und Re-Importeure diese preiswerteren Arzneimittel aus solchen Ländern wieder nach Deutschland einführen (sogenannte **Reimporte**), könnten Apotheken sie hierzulande kostengünstiger an Patientinnen und Patienten abgeben – im Vergleich zum Direktbezug über die regulären Vertriebswege vom Hersteller. Gleiches gilt für Medikamente ausländischer Anbieter, die in günstigen Märkten verkauft werden: Auch diese könnten über sogenannte **Parallelimporte** preisgünstig nach Deutschland gebracht und angeboten werden.

4.1.6 Einschränkungen der Verordnungsfähigkeit

Ein zentrales Steuerungsinstrument in der Arzneimittelversorgung ist die Begrenzung der verordnungsfähigen Medikamente, die von den Krankenkassen übernommen werden dürfen. Diese Maßnahme greift unterhalb der Zulassungsebene und dient sowohl der Kostendämpfung als auch der Qualitätssicherung. Seit den 1980er-Jahren hat der Gesetzgeber mehrere Einschränkungen eingeführt: Seit 1983 sind Bagatellarzneimittel (z. B. Mittel gegen Erkältung, Durchfall oder Reisekrankheit) für Erwachsene nicht mehr erstattungsfähig (§ 34 Abs. 1 SGB V). 1989 wurde eine Negativliste eingeführt, die unwirtschaftliche oder nicht nachweislich wirksame Medikamente von der Verordnung zulasten der GKV ausschließt (§ 34 Abs. 3 SGB V).

Mit dem GKV-Modernisierungsgesetz von 2004 wurde die Erstattung nicht verschreibungspflichtiger Medikamente grundsätzlich ausgeschlossen. Eine Verordnung zulasten der GKV ist seitdem nur noch möglich, wenn das Medikament bei schwerwiegenden Erkrankungen als Therapiestandard anerkannt ist. Der Gemeinsame Bundesausschuss hat hierzu eine Liste mit Ausnahmen definiert.[22]

Durch den Ausschluss nicht verschreibungspflichtiger Arzneimittel trat für die GKV im Jahr 2004 eine Umsatzentlastung von 1,4 Milliarden Euro ein[23]. Derzeit wird diskutiert, diese Liste zu erweitern, um sowohl kurz als auch langfristig weitere Einsparpotenziale für die GKV zu realisieren.[24]

---

22 Anlage 1 zum Abschnitt F der Arzneimittel-Richtlinie „Gesetzliche Verordnungsausschlüsse in Arzneimittelversorgung und zugelassene Ausnahmen". www.g-ba.de/downloads/83–691-956/AM-RL-I-OTC-2024–10-09.pdf

23 BPI (2005).

24 Göpel G (2025).

4.1.7 Selbstbeteiligungen

Zuzahlungen können ein wichtiges Mittel sein, um die Nachfrage nach Medikamenten seitens der Patientinnen und Patienten zu beeinflussen und die Gesundheitskosten zu begrenzen. Gleichzeitig sind sie in Zeiten steigender Beitragssätze immer auch als Teil einer potenziell zusätzlichen Belastung der Versicherten zu bewerten. Bereits seit Mitte der 1990er-Jahre wurden die Zuzahlungsbeträge schrittweise angehoben. Einen deutlichen Anstieg gab es mit dem GKV-Modernisierungsgesetz im Jahr 2004, das die Regelung grundlegend veränderte. Anstelle fixer Beträge je nach Packungsgröße wurde eine prozentuale Beteiligung eingeführt: Patientinnen und Patienten müssen zehn Prozent des Medikamentenpreises selbst zahlen – mindestens fünf Euro, höchstens jedoch zehn Euro pro Arzneimittel. Zum Schutz vor finanzieller Überlastung wurde eine Belastungsgrenze festgelegt: Die jährliche Zuzahlung darf zwei Prozent des Bruttoeinkommens nicht überschreiten. Für chronisch kranke Menschen gilt eine reduzierte Grenze von einem Prozent der jährlichen Bruttoeinnahmen zum Lebensunterhalt.

Im Rahmen dieser neuen Regelung stiegen die Zuzahlungen für Arzneimittel im Jahr 2005 deutlich an, nämlich auf knapp 2,3 Milliarden Euro. Insbesondere zwischen 2003 und 2004 nahm das gesamte Zuzahlungsvolumen erheblich zu. Bis 2007 ging das Zuzahlungsvolumen auf 1,7 Milliarden Euro zurück. Hier spielte auch das Arzneimittelversorgungs-Wirtschaftlichkeitsgesetz (AVWG) eine Rolle, das den Spitzenverbänden der Krankenkassen die Möglichkeit einräumte, Arzneimittel, die den Festbetrag um mehr als 30 Prozent unterschreiten, von der Zuzahlung zu befreien. Auch im Rahmen der Rabattverträge können die Krankenkassen eine Zuzahlungsbefreiung für Arzneimittel vorsehen. Zwischen 2009 und 2014 stiegen die Zuzahlung wieder kontinuierlich an und beliefen sich auf 2,2 Milliarden Euro; das waren 6,4 Prozent der GKV-Ausgaben für Arzneimittel. Im Jahr 2023 beliefen sich die Zuzahlungen auf ca. 2,44 Milliarden Euro (4,9 % der GKV-Arzneimittelausgaben).

Die deutsche Arzneimittelpolitik verfolgt zur Eindämmung der Kosten eine vielschichtige Strategie, die verschiedene Maßnahmen und Ebenen kombiniert. In den letzten Jahren wurden zahlreiche Gesetze erlassen, um den rasanten Ausgabenanstieg im Arzneimittelsektor zu begrenzen – einem der zentralen Felder gesundheitspolitischer Sparbemühungen. Da diese Maßnahmen oft nur kurzfristig wirken, hängen ihre Einführung und Häufigkeit stark von der Entwicklung der Krankenkassenbeiträge ab. Ein dauerhaft wirksames Konzept existiert nicht. Vielmehr handelt es sich um einen kontinuierlichen Anpassungsprozess, da jede neue Regelung mit der Zeit Schlupflöcher offenbart, die von Marktakteuren genutzt werden. Ein nachhaltiger Erfolg lässt sich deshalb nur erzielen, wenn laufend nachgesteuert wird. Für die Zukunft wird ein ganzheitlicher Ansatz empfohlen, der sowohl Preise als auch Mengen reguliert, um die Wirksamkeit der Kostendämpfung zu erhöhen.

4.2 Vorschlagsübersicht zur Weiterentwicklung des AMONG-Verfahrens

Vertreter des BMG wiesen bereits Ende 2024 darauf hin, dass politisch aktuell erneut über kostendämpfungsmaßnahmen nachgedacht werden würde.[25] Dem stehen die zuvor beschriebenen ausgabenerhöhenden Maßnahmen insbesondere aus dem Arzneimittel-Lieferengpassbekämpfungs- und Versorgungsverbesserungsgesetz (ALBVVG) aus dem Jahr 2023 gegenüber. Seither sind Festbeträge und Rabattverträge bei Kinderarzneimitteln aufgehoben und die Preise können einmalig um 50 Prozent des zuletzt geltenden Festbetrags angehoben werden. Nicht ausgeschlossen werden kann, dass gesetzgeberisch weitere Maßnahmen ergriffen werden, um die Verfügbarkeit bestimmter generisch verfügbarer Arzneimittel zu verbessern. Dabei werde es auch darum gehen, wie man die „Ausgaben für neue Arzneimittel und für Generika ausbalancieren könne".[26] Oder anders ausgedrückt: Es werden weiterhin wirksame Ausgabendämpfungsinstrumente im Markt für insbesondere hochpreisige neue Arzneimittel gesucht.

Mit politischen Initiativen zur Entbürokratisierung, Förderung der Digitalisierung oder strukturellen Großprojekten im Rahmen der Krankenhausreform hat die Bundesregierung zentrale Zukunftsprojekte zur Weiterentwicklung der Gesundheitsversorgung angestoßen. Zweifelsohne notwendige Strukturreformen stehen auch im Mittelpunkt der im Januar 2024 vom Bundesministerium für Gesundheit (BMG) veröffentlichten „Empfehlungen für eine stabile, verlässliche und solidarische Finanzierung der gesetzlichen Krankenversicherung". Statt direkt zur Entlastung der Finanzlage in der gesetzlichen Krankenversicherung beizutragen, ist diesen Vorhaben jedoch immanent, dass sie zunächst mit erheblichen Investitionsbedarfen und damit Mehrausgaben verbunden sind. Die Flankierung der „Generalüberholung des Gesundheitssystems" mit direkt wirksamen Maßnahmen zur Stabilisierung der GKV-Finanzen erscheint daher so zwingend wie die angekündigten Strukturreformen selbst. So gehen aktuelle Prognosen bis zum Jahr 2060 von einer kontinuierlichen Steigerung des durchschnittlichen GKV-Beitragssatzes um mehr als fünf Prozentpunkte aus. Die umfassenden, vor allem ausgabenseitigen Maßnahmen des im Jahr 2022 verabschiedeten GKV-FinStG konnten nur vorübergehend Abhilfe schaffen. Etwa die Hälfte der gesetzlichen Krankenkassen hat zum Jahresbeginn 2023 die Beiträge angehoben und gut ein Drittel erneut zum Jahresanfang 2024. Mit durchschnittlich 2,5 Prozent hat der festgelegte Zusatzbeitrag (real 2,9 Prozent) für das Jahr 2025 einen neuen Höchststand erreicht. Erste Krankenkassen haben unterjährige Beitragserhöhungen bereits für das laufende Jahr angekündigt.

Dem politischen Diskurs mangelt es indes nicht an Ideen für Maßnahmen zur direkten Stabilisierung der GKV-Finanzen. Unter der Prämisse, dass politisch in der kommenden Legislaturperiode mit weiteren industriepolitischen Maßnahmen zur Förderung des Pharmastandortes Deutschland zu rechnen ist, ist eine ausgewogene Programmatik aus Maßnahmen zur Unterstützung einer aus Patientenperspektive wünschenswerten Innova-

25 Ärzteblatt (2024a).
26 Ärzteblatt (2024a).

tionsförderung bei gleichzeitiger Ausbalancierung mit Kostendämpfungsinstrumenten zu finden. Leitend kann dabei eine stärkere Einnahmenorientierung in den ausgabebezogenen Regulierungsinstrumenten sein. Hierzu werden nachfolgend drei Vorschläge entwickelt:

1. Eine Vereinfachung der bestehenden Preisbildungsmechanismen des AMNOG-Verfahrens
2. Neue ausgabenbezogene Maßnahmen
3. Neue einnahmenbezogene Maßnahmen

4.3 Vorschlag 1: Vereinfachung des AMNOG-Verfahrens

4.3.1 Rationalität und Limitationen bisheriger Preisregulierungsinstrumente im AMNOG

Die systematische Analyse der Einsparwirkungen bestehender Regulierungsinstrumente im Arzneimittelmarkt ist eine zentrale Voraussetzung für deren evidenzbasierte Weiterentwicklung. In einem zunehmend belasteten Gesundheitssystem ist eine ökonomisch fundierte Regulierungsarchitektur essenziell, um eine nachhaltige Finanzierbarkeit der GKV mit einem hochwertigen Zugang zu Arzneimitteln zu vereinen, oder dem Titel des vorliegenden Reportes folgend: Um Innovationsförderung und Kostendämpfung gleichzeitig sicherzustellen.

Eine solche Aufarbeitung zeigt, dass insbesondere jüngere, neu eingeführte Regulierungsformen im Arzneimittelmarkt (noch) nicht zu einer substanziellen Entlastung der eingangs beschriebenen Ausgabendynamik im Arzneimittelmarkt beitragen können. Hierzu zählen insbesondere die mit dem GKV-FinStG eingeführten Regelungen wie die bislang nicht quantifizierbaren Effekte der Leitplanken oder die nur schleppende Umsetzung des Abschlages auf Kombinationstherapien (Tabelle 14).

Tabelle 14: Erzielte Einsparungen aus Regulierungsinstrumenten im Arzneimittelmarkt, 2023 und 2024

Instrument	2023	2024
Rabattangaben aus der amtlichen Statistik (KJ1, KV45)		
Gesetzliche Rabatte pharmazeutischer Unternehmer	3,5 Mrd. €	2,3 Mrd. €
Gesetzliche Rabatte von Apotheken	1,3 Mrd. €	1,4 Mrd. €
Vertraglich vereinbarte Rabatte mit pharmazeutischen Unternehmern	5,8 Mrd. €	6,2 Mrd. €
Vertraglich vereinbarte Rabatte mit pharmazeutischen Unternehmern, stationär	*3,1 Mio. €*	*4,6 Mio. €*
Angaben zu Einsparungen aus einzelnen Regulierungsinstrumenten		
Allgemeiner Herstellerabschlag nach § 130a Abs. 1[1]	2,9 Mrd. €	1,8 Mrd. €
Generikaabschlag[1]	*145 Mio. €*	*NA*
Preismoratorium[1]	*163 Mio. €*	*NA*
„AMNOG-Leitplanken"[2]	Unbekannt	Unbekannt
Kombinationsabschlag nach § 130e (KJ1, KV45)	*<1 Mio. €*	*22,1 Mio. €*
Rückwirkung des Erstattungsbetrages auf den 6. Monat nach Markteinführung[2]	*95 Mio. €*	*100 Mio. €*
Reduzierte Umsatzschwelle zur Vollbewertung von Orphan Drugs nach § 35a Abs. 1 S. 12[2]	*2–8 Mio. €*	*8–32 Mio. €*
Verpflichtende Preis-Mengen-Vereinbarungen nach § 130b Abs. 1a[2]	*<1 Mio. €*	*14 Mio. €*

Einsparungen unterhalb von einer Milliarde Euro sind kursiv dargestellt. NA: Noch keine Werte öffentlich verfügbar.
1: Pharma Deutschland (2024).
2: Albrecht M et al. (2025).

Quelle: Eigene Darstellung

Hohe Einsparungen werden indes durch solche Rabatte realisiert, welche den Gesamtmarkt und nicht spezifisch nur neu zugelassene Arzneimittel tangieren. Dies zeigt sich auch in einer GKV-Ausgabenbetrachtung, in welcher je Beobachtungsjahr die Ausgaben in Abhängigkeit der Verfügbarkeitsdauer eines Arzneimittels (Zeit seit Zulassung) differenziert werden. Für das Jahr 2024 zeigt sich beispielsweise, dass innerhalb des Patentmarktes noch 14,0 Prozent der Jahresumsätze auf Altoriginale mit einem Markeintrittszeitpunkt vor 2010 fallen. Dieser Anteil ist gegenüber den Vorjahren erwartungsgemäß rückläufig, während die Ausgabenanteile der neuzugelassenen Arzneimittel aus dem Zeitraum 2016 bis 2020 und nach 2020 sukzessive steigen (Abbildung 14).

Abbildung 14: Umsatzanteile patentgeschützter Arzneimittel in Abhängigkeit des Jahres des Markteintrittes der Arzneimittel zwischen 2019 und 2024

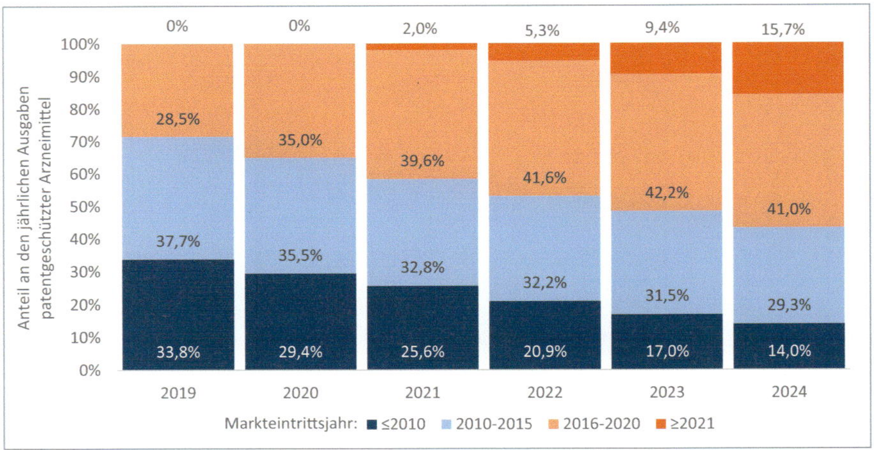

Quelle: Eigene Analyse und Darstellung auf Basis von Abrechnungsdaten der DAK-Gesundheit. Apothekenumsätze und Umsätze aus NUB- und ZE-bewerteten Arzneimitteln

Folglich entfallen aktuell auch in diesem Marktsegment patentgeschützter Arzneimittel die absolut größten Ausgaben auf jene Arzneimittel, für die die Markteinführung bereits einige Jahre zurück liegt. Gleichzeitig zeigt sich, dass der Patentmarkt im Zeitverlauf nur sehr langsam Umsatzvolumen verliert, während mit den Marktneueintritten neue Umsätze in bedeutendem Umfang hinzukommen. Die seit 2021 neuzugelassenen Arzneimittel haben beispielsweise das Ausgabenvolumen für patentgeschützte Arzneimittel um 16 % erhöht, während das Ausgabenvolumen für den Patentmarkt exklusive der Neueintritte zwischen 2021 und 2024 um lediglich 3,9 % zurückgegangenen ist (Abbildung 15).

Neue Regulierungsinstrumente greifen bei diesen Produkten nicht oder erst bei Neuverhandlung bereits vereinbarter Erstattungsbeträge. Entsprechende Preis-Mengen-Vereinbarungen sind seit dem GKV-FinStG zwar obligater Bestandteil jeder Erstattungsbetragsverhandlung, deren Wirksamkeit schlägt sich jedoch ggf. noch nicht in den vorliegenden Daten durch. Angesichts der im Rahmen der Evaluation des GKV-FinStG bezifferten bisherigen Einsparvolumina in Höhe von 14 Millionen Euro durch verpflichtende Preis-Mengen-Vereinbarungen kann die Hypothese formuliert werden, dass substanziellere Einsparungen weniger durch komplexe Neuregelungen für neu zugelassene Arzneimittel als vielmehr durch konsequentere Anwendung eben dieser bestehenden Instrumente möglich sind. Entsprechende Ansätze wurde in jüngerer Vergangenheit beispielsweise bei dem starken Preis- und in der Folge auch Umsatzanstieg von Dapagliflozin diskutiert.[27]

Das durch konsequentere Preis-Mengen-Vereinbarungen zu regulierende Abgabevolumen in Tagesdosen ist indes bei älteren Patentarzneimitteln am höchsten.

27 DAZ-online (2022).

Abbildung 15: Ausgaben patentgeschützter Arzneimittel in Abhängigkeit des Jahres des Markteintrittes der Arzneimittel zwischen 2019 und 2024

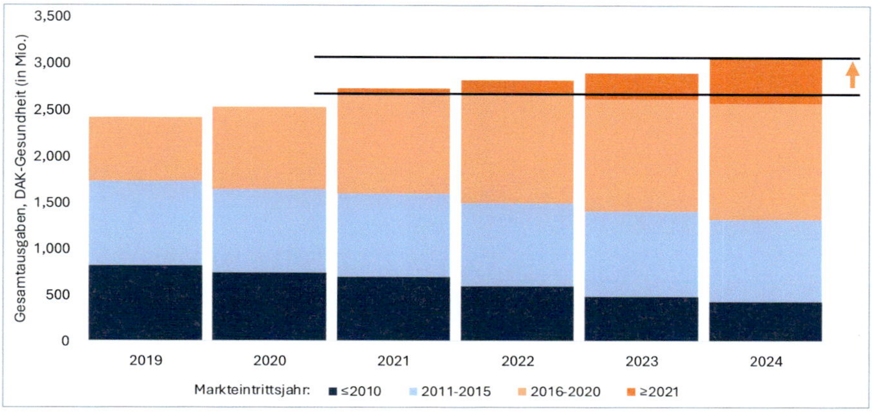

Quelle: Eigene Analyse und Darstellung auf Basis von Abrechnungsdaten der DAK-Gesundheit. Apothekenumsätze und Umsätze aus NUB- und ZE-bewerteten Arzneimitteln

4.3.2 Neustart des Konzeptes der „Leitplanken"

Die Grundidee der mit dem GKV-FinstG im Jahr 2022 eingeführten sog. AMNOG-Leitplanken war simpel: Die Idee der komparatorbasierten und zusatznutzenorientierten Preisbildung neuer Arzneimittel ist an ihre Grenzen gestoßen. Insbesondere in kosten- und ausgabenintensiven Anwendungsgebieten ist durch weitere Markteintritte eine kontinuierliche Preisausweitung angestoßen worden (Abbildung 16).

Abbildung 16: Bestehender Treppeneffekt zur kontinuierlichen Ausgabensteigerung durch Markteintritt neuer Arzneimittel

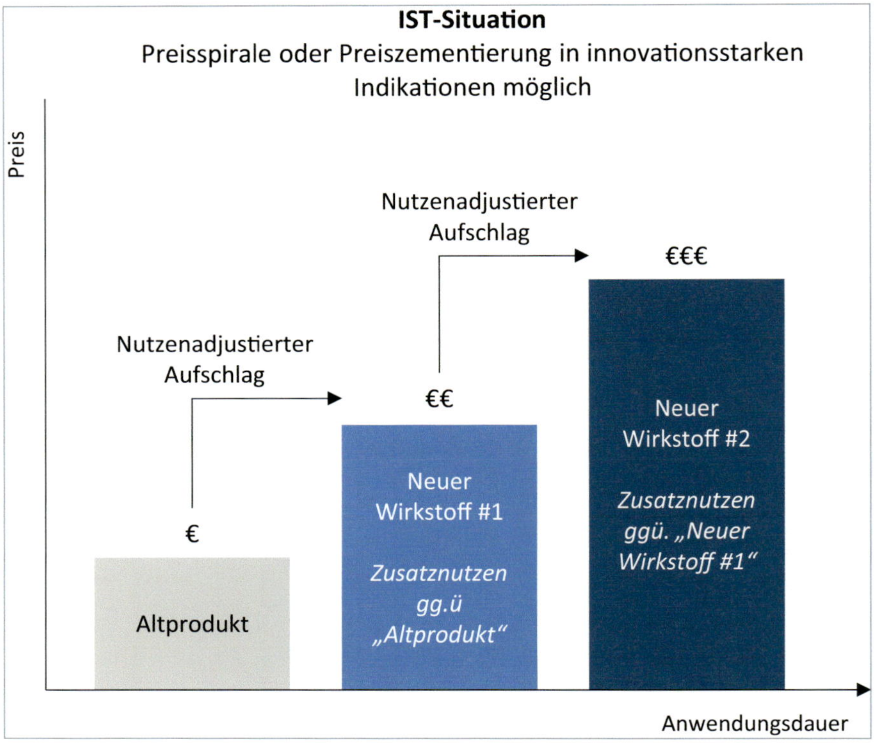

Quelle: Eigene Darstellung

Dem sollte durch ergänzende Regeln zur Preisbildung orientiert in einer 3x2-Felder-Matrix Vorschub geleistet werden, indem durch die Leitplanken Höchstpreisregelungen eingeführt wurden (Tabelle 15).

Tabelle 15: Logik der AMNOG-Leitplanken zur Preisbildung neuer Arzneimittel in Abhängigkeit der zVT

		Zusatznutzen der neuen Therapie ggü. zVT		
		Nicht belegt	**Nicht quantifizierbar / gering**	**Beträchtlich / erheblich**
zVT ist	**generisch**	Nicht höher	Keine Einschränkung	Keine Einschränkung
	patentgeschützt	10 % unterhalb zVT	Nicht höher	Keine Einschränkung

Quelle: Eigene Darstellung

Eine leitplankenkonforme Preisbildung wird in der Logik dadurch erschwert, dass die Bewertungskonstellationen nur in Ausnahmenfällen leicht nachvollziehbare 1:1-Beziehungen aus neuem Arzneimittel und zVT sind.

- Mehrere Fragestellungen (Teilpopulationen) in einer Nutzenbewertung mit potenziell unterschiedlichen Zusatznutzenausmaßen,
- mehrere zVTen in einem Nutzenbewertungsbeschluss, sowohl durch mehrere Fragestellungen als auch durch die Festlegung mehrerer zVTen innerhalb einer Fragestellung (welche sowohl generisch als auch patentgeschützt sein können), sowie
- mehrere bewertete Anwendungsgebiete mit unterschiedlichen Bewertungsergebnissen und zVT-Konstellationen

müssen adäquat in einem Erstattungsbetrag reflektiert werden. Dies kann mitunter herausfordernd sein. Gleichzeitig stellen sie kein wirksames Instrument dar, um fortlaufende Ausgabensteigerungen in Indikationen mit mehreren aufeinanderfolgenden Marktneueintritten zu begegnen. Hierzu wäre jedoch eine vereinfachte Leitplankenregelung denkbar. Nach dieser würde ein erstverhandelter Erstattungsbetrag innerhalb eines Anwendungsgebietes als Höchstbetrag fungieren, welcher auch für zukünftige Markteintritte dann als Preisreferenz dient, wenn dieser erstbewertete Wirkstoff als zVT definiert wurde. Abweichend von der bisherigen Leitplankenregelung sollen dann aber nicht primär Preisaufschlagslogiken in Abhängigkeit der beschriebenen, mitunter komplexen, zVT-Konstellation(en) gefunden werden. Vielmehr soll ein komparatorbasierter Preisabschlag auf die bisherige Therapiereferenz verhandelt werden (Abbildung 17). Eine entsprechende Anpassung an den maßgeblichen Abschnitten in § 130b SGB V und der einschlägigen Rahmenvereinbarung wäre hierzu erforderlich.

Abbildung 17: Vorschlag zur Modifikation und Vereinfachung bestehender AMNOG-Leitplanken

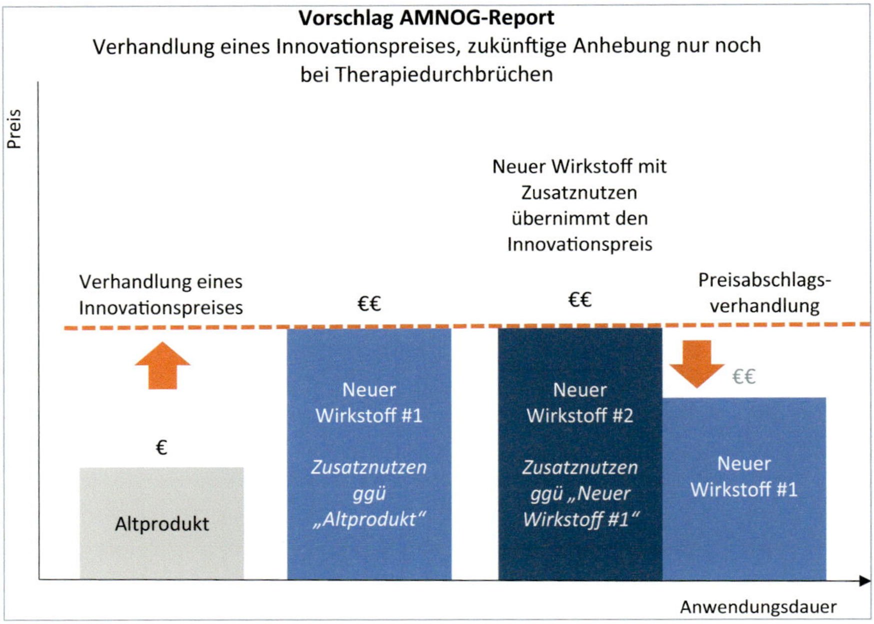

Quelle: Eigene Darstellung

Aus ökonomischer Sicht sind dabei potenziell negative Anreize zu diskutieren. Die Jahrestherapiekosten innerhalb einer Indikation zu deckeln oder, mit anderen Worten, für ein höheres absolutes Maß an Nutzen nur dieselben Kosten zuzulassen (während die Kosten des Altproduktes sinken),

- unterstellt, dass die durchschnittliche Zahlungsbereitschaft für eine Nutzeneinheit mit dem Eintritt eines neuen Produktes abnehmen würde (wir zahlen mit dem neuen Produkt den gleichen Preis für mehr Nutzen wie zuvor für weniger Nutzen unter dem Altprodukt). Tatsächlich sollte man jedoch davon ausgehen, dass mehr Nutzen (entsprechend der Zahl der zusätzlichen Nutzeneinheiten) auch eine zusätzliche Zahlungsbereitschaft induziert. Es wäre demnach zu diskutieren, ab welchem Zusatznutzen keine weitere Zahlungsbereitschaft ausgelöst wird.
- lässt den Fakt unberücksichtigt, dass der Grenzertrag von Forschung und Entwicklung abnimmt. Dies kann dazu führen, dass Forschung in bereits stark besetzten Indikationsgebieten zum Erliegen kommt, weil sie sich nicht mehr rentiert.

Zur Abbildung der Kostendynamik innerhalb einzelner Anwendungsgebiete werden im Folgenden die Jahrestherapiekosten von in den Jahren 2021 bis 2024 erstmals nutzenbewerteten Arzneimitteln untersucht, für die mindestens eine ebenfalls nutzenbewertete zweckmäßige Vergleichstherapie (zVT) definiert wurde. Verglichen werden die Jahrestherapiekosten des bewerteten Arzneimittels und der zVT bei Markteintritt sowie nach erstmaliger Vereinbarung eines Erstattungsbetrages. Wurden für ein Arzneimittel mehrere nutzenbewertete zVT definiert, so wird das arithmetische Mittel der Jahrestherapiekosten für den Vergleich herangezogen (Abbildung 18).

Abbildung 18: Relative Differenz zwischen den Jahrestherapiekosten erstbewerteter Arzneimittel und ihrer nutzenbewerteten zVT bei Markteintritt nach Indikationsgebiet

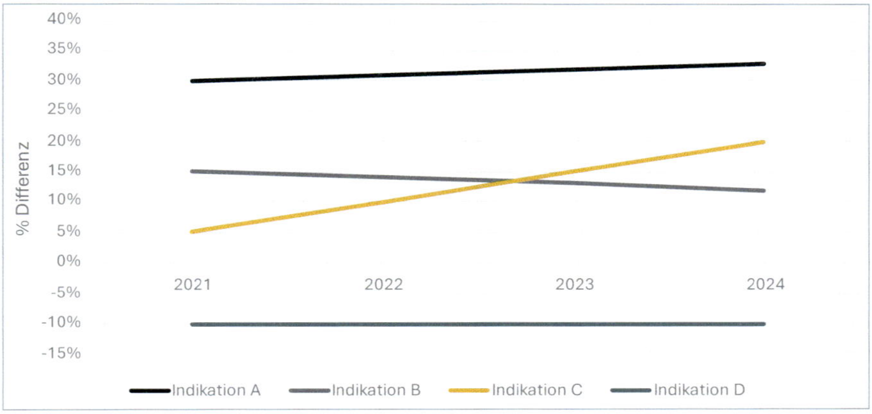

Quelle: Eigene Darstellung

4.3.3 Uneingeschränkte Nutzenbewertung für Orphan Drugs

Die Umsatzschwelle für die Nutzenbewertung bei Arzneimitteln zur Behandlung eines seltenen Leidens (§ 35a Abs. 1 S. 12 SGB V) wurde durch das GKV-FinStG von 50 Mio. auf 30 Mio. Euro reduziert. Hintergrund dieser Verfahrensanpassung war eine Diskussion um die Verwertbarkeit von Evidenz zum Nutzen von Orphan Drugs. So konnte vor der Reform in rund 70 Prozent aller bisherigen Vollbewertungsverfahren lediglich ein nicht quantifizierbarer oder nicht belegter Zusatznutzen in den vom G-BA bewerteten Teilpopulationen festgestellt werden. Gleichzeitig gilt Deutschland hinsichtlich der Zugänglichkeit von Orphan Drugs im internationalen Vergleich als besonders niedrigschwellig, sodass die Produkte nach Zulassung hierzulande bedeutend schneller im Markt verfügbar sind als in anderen europäischen Ländern.

Die Absenkung der Umsatzschwelle sollte somit einerseits Anreize zu einer verbesserten Evidenzgenerierung für Orphan Drugs schaffen. Andererseits sollten durch die nun häufigere Verhandlung von Erstattungsbeträgen, die nicht auf der Zusatznutzenfiktion, sondern auf einer Vollbewertung basieren, direkte Einsparungen für die GKV in Höhe von mittelfristig 100 Mio. Euro jährlich realisiert werden. Gemäß der Gesetzesbegründung zum GKV-FinStG wurde dabei von ca. 20 Arzneimitteln ausgegangen, die von der Neuregelung betroffen wären, wobei Einsparungen in Höhe von bis zum 100 Millionen Euro jährlich erwartet wurden. Gemäß der vom BMG beauftragten Evaluation des GKV-FinStG berichten Kostenträger, dass seit Verabschiedung des GKV-FinStG zwei Vollbewertungen mit anschließenden Preisverhandlungen unter den Rahmenbedingungen des GKV-FinStG stattgefunden haben. 13 weitere Verfahren wurden initiiert.[28]

Mit der Vollbewertung und anschließender komparatorbasierter Preisbildung können theoretisch negative Effekte auf die Marktverfügbarkeit neuer Orphan Drugs verbunden sein. Diese sind bislang jedoch nicht absehbar. Das Risiko rührt daher, dass pharmazeutische Unternehmer im Rahmen einer Vollbewertung auch für Orphan Drugs verpflichtet werden, den Zusatznutzen gegenüber einer vom G-BA festgelegten zVT zu belegen. Dies scheitert nach Ansicht der Industrie jedoch regelhaft daran, dass es für eine Vielzahl von Orphan Drugs nicht möglich ist, randomisierte, aktivkontrollierte Studien durchzuführen. Hoffnungen ruhten deshalb lange Zeit auf erfolgsabhängigen Vergütungsmodellen, in welchen man, ausgehend von einem Startpreis Anpassungen an eben diesem in Abhängigkeit weiterer, im Versorgungsalltag generierter Evidenz vornimmt. Dabei sind zwei Punkte strittig:

1. Startpreis
   a) Beginnt man mit einem hohen Preis und zahlt bei Misserfolg ggf. zurück (Industrieposition) oder
   b) beginnt man mit einem niedrigen Preis und erstatte bei eintretendem (nachgewiesenem) Erfolg einen höheren Betrag nach (GKV-Position).
2. Grundlage der weiteren Evidenzgenerierung
   a) Prospektiv erhobene Registerdaten
   b) Retrospektive Auswertung von in der Regelversorgung erhobenen Real-World-Daten (zum Beispiel aus GKV-Abrechnungsdaten)

Ein von der letzten Bundesregierung noch angestoßenes Gesetz zur Stärkung medizinischer Register hat es nicht mehr in die parlamentarische Beratung geschafft. Hintergrund der gesetzgeberischen initiative war ein Gutachten des Bundesgesundheitsministeriums aus dem Jahr 2021, welches erstmals eine Bestandsaufnahme der komplizierten Registerstruktur in Deutschland lieferte und zeigte, dass sie dermaßen heterogen ist, dass keine nachvollziehbare Registerübersicht oder Datenstruktur verfügbar ist.[29]

4.3.4 Keine Verknüpfung von Standortförderung und Preisfindung neuer Arzneimittel

Der Gesetzgeber hat mit dem Medizinforschungsgesetz in bedeutender Form in die Preisbildung neuer Arzneimittel eingegriffen. Und dies nicht direkt durch spezifische preisbezogene Regulierung, sondern indirekt, indem industriepolitische Anreize für Investitionen

28 Albrecht M et al. (2025).
29 Bethkenhagen D (2025a).

in den Studien- und Forschungsstandort Deutschland mit der bestehenden Preisbildungsarithmetik des AMNOGs verknüpft wird. Dies betrifft zwei Aspekte:

1. **Vertrauliche Erstattungsbeträge** dürfen vereinbart werden, wenn der Unternehmer (bzw. Kooperation- oder Lizensierungspartner)
   a) über eine ständige und aktive Forschungsabteilung in Deutschland verfügt und
   b) relevante eigene laufende Projekte (z. B. gesponsorte Studien) und/oder Kooperationen mit öffentlichen Fördereinrichtungen in Deutschland unterhält.

2. **Ausnahmen von den Leitplanken-Regelungen**, wenn
   a) für ein Arzneimittel die im maßgeblichen Zulassungsdossier beschriebenen klinischen Studien in Summe fünf Prozent oder mehr Patientinnen und Patienten in Deutschland in Studienzentren eingeschlossen haben.
   b) Diese Regelung gilt für pharmazeutische Unternehmen mit relevanten eigenen in Deutschland laufenden Projekten (z. B. gesponsorte Studien) dauerhaft. Ansonsten sind Erstattungsbeträge, welche auf dieser Grundlage verhandelt werden, für drei Jahre gültig; also ein Jahr länger als die regelhafte Vertragslaufzeit eines § 130b-Erstatungsbetragsvertrages.

Da die Ergebnisse der Nutzenbewertung und der Preisverhandlungen von einer Vielzahl von Faktoren abhängig sind, ist fraglich, ob diese Anreize alleine ausreichend sind, Forschungsinvestitionen in Deutschland zu fördern. Allerdings nicht gänzlich ohne Preis. Als Folge der Vertraulichkeit ist das Pharmaunternehmen gesetzlich verpflichtet, einen zusätzlichen Abschlag von neun Prozent auf den ausgehandelten Erstattungsbetrag zu gewähren. Die gesetzlichen Krankenkassen zahlen zunächst den Listenpreis, das pharmazeutische Unternehmen erstattet rückwirkend die Differenz zwischen Listenpreis und tatsächlichem Erstattungsbetrag – inklusive der Differenz bezogen auf die Großhandels- und Apothekenmarge, die Mehrwertsteuer und ggf. die Zuzahlung des Patienten. Die Mehrwertsteuerdifferenz kann steuerlich geltend gemacht werden.

Unstrittig ist, dass bestimmte marktliche Anreize dazu führen können, die Attraktivität des Forschungsstandortes Deutschland für die pharmazeutische Industrie zu erhöhen und so positive ökonomische und gesamtgesellschaftliche Effekte (Schaffung von Arbeitsplätzen) erzielt werden kann. Ob dies sinnvoll mit der bereits überkomplexen Regulierung der Preise patentgeschützter Arzneimittel im Sinne einer Markttransparenz und unter der Prämisse der Planbarkeit für alle Marktbeteiligten zu vereinbaren ist, muss indes kritisch hinterfragt werden. Es mutet wie der Versuch einer regulatorischen Entschärfung der insbesondere durch die Industrie kritisierten Leitplankenregelungen an, da der vorliegende Report gezeigt hat, dass die Fünf-Prozent-Hürde des Probandenanteils in klinischen Studien bereits in der Vergangenheit regelhaft erreicht wurde. Bei Herstellern, bei denen dies bislang aufgrund anderer globaler Forschungsnetzwerke nicht der Fall war, ist angesichts langer Prüf- und Vorbereitungszyklen klinischer Studienprogramme erst mit einer sukzessiven Anpassung zu rechnen. Nicht ausgeschlossen ist, dass andere Länder mit entsprechenden Sonderregelungen zum nationalen Probandenanteil nachziehen werden. Ausgeschlossen ist zudem, dass eine entsprechende Befreiung der Leitplanken sinnvoll wissenschaftlich evaluiert werden wird, da schlicht nicht sicher nachvollziehbar, sondern nur annäherungsweise abbildbar ist, in welchen Fällen Hersteller diese Anforderungen erfüllt haben.

Dem gegenüber steht die vermeintliche Verschärfung der wiederum kostenträgerseitig vielfach kritisierten Möglichkeit zur Vereinbarung vertraulicher Erstattungsbeträge (von welcher bis zum Redaktionsschluss dieses Reportes kein Unternehmen Gebrauch gemacht hat[30]). Dabei ist das Verfahren durch diese Sonderregelungen vor allem eines geworden: komplizierter.

4.3.5 Vereinfachung von Pay-for-Performance-Modellen mit Real-World-Daten

Seit einigen Jahren ist zu beobachten, dass der komparative Ansatz des AMNOG in der Findung bzw. Aushandlung fairer und nachhaltiger Preise nicht hinreichend wirksam ist. Dabei stehen insbesondere zwei Produktgruppen im Fokus der Diskussionen:

1. Therapeutische Solisten
2. Neue Arzneimittel mit früher Evidenz, häufig aus nicht-randomisiert-kontrollierten Studien

Die Zulassung therapeutischer Solisten vergrößert das medikamentös behandelbare Patientenkollektiv. Für die GKV problematisch ist, dass trotz AMNOG-induzierter Reduktion des Erstattungsbetrages ein hoher Budgeteffekt entsteht, da keine Substitution bestehender Therapien erfolgt. Die Kosten der neuen Therapie fallen somit primär additiv an. Zudem fehlt eine geeignete Preisreferenz, so dass Heuristiken zur Preisorientierung verhandelt werden müssen.

Die Durchführung aussagekräftiger Studien zur Bewertung von Arzneimitteln zur Behandlung seltener Erkrankungen ist aufgrund der geringen Zahl potenzieller Studienteilnehmer besonders herausfordernd. Dennoch bleibt das Ziel einer unverzerrten Schätzung des Behandlungseffekts sowohl in kleinen als auch in großen Studien gleich. Die grundlegenden methodischen Prinzipien und statistischen Verfahren zur Planung und Auswertung klinischer Studien gelten dabei unabhängig von der Fallzahl. Die Aussagekraft einer Studie wird im Wesentlichen von vier Faktoren bestimmt: der internen Validität (also dem Verzerrungspotenzial), der externen Validität (also der Anwendbarkeit der Ergebnisse), der Effektstärke sowie der Präzision der Ergebnisse.

30 Bethkenhagen D (2025b).

Randomisiert-kontrollierte Studien gelten auch bei seltenen Erkrankungen als Goldstandard.[31] Durch Randomisierung, Doppelblindheit und das Intention-to-Treat-Prinzip kann das Verzerrungspotenzial minimiert und die interne Validität maximiert werden. Es existieren derzeit keine Alternativen zur Randomisierung, die eine vergleichbare Strukturgleichheit der Behandlungsgruppen gewährleisten könnten. Dennoch wird die Durchführbarkeit von RCTs mitunter aufgrund ethischer oder logistischer Bedenken in Frage gestellt. Besonders bei sehr seltenen Erkrankungen kann es problematisch sein, genügend Teilnehmer zu rekrutieren, um bei geringen bis mittleren Effektstärken verlässliche Aussagen zu patientenrelevanten Endpunkten treffen zu können. Diese Problematik betrifft jedoch grundsätzlich alle Studientypen. Ethisch fragwürdig wäre eine kontrollierte Studie nur dann, wenn der Nutzen einer Intervention bereits eindeutig belegt ist. In solchen Fällen erübrigen sich weitere Studien zur Nutzenbewertung ohnehin – unabhängig davon, wie selten die Erkrankung ist.

Angesichts der Herausforderungen bei der Bewertung medizinischer Interventionen bei seltenen Erkrankungen liegt es nahe, die begrenzte Präzision der Studienergebnisse durch verbesserte statistische Verfahren zu kompensieren. In den Leitlinien der Zulassungsbehörden sowie in der wissenschaftlichen Literatur werden zahlreiche methodische Ansätze speziell für RCTs bei seltenen Erkrankungen diskutiert. Ziel dieser Methoden ist es, die vorhandenen Daten möglichst effizient zu nutzen und die Präzision der Ergebnisse zu optimieren.

Sollten Kompromisse bei der Aussagekraft der Studien aufgrund geringer Teilnehmerzahlen unvermeidbar sein, ist eine Hierarchisierung solcher Anpassungen sinnvoll. Dabei wäre es vorzuziehen, das statistische Irrtumsniveau für regulatorische Entscheidungen beispielsweise von fünf auf zehn Prozent anzuheben, anstatt Einschränkungen bei der internen oder externen Validität in Kauf zu nehmen. Der Vorteil liegt in der Möglichkeit, den erhöhten Fehleranteil quantitativ zu erfassen. Nachrangig wäre eine Einschränkung der externen Validität, etwa durch den Einbezug von Daten aus verwandten Indikationsgebieten. Ein vollständiger Verzicht auf Randomisierung sollte nur das letzte Mittel sein. Voraussetzung für die Nutzung solcher Daten für regulatorische Entscheidungen wäre ein umfassendes Verständnis des natürlichen Krankheitsverlaufs und die Nutzung qualitativ hochwertiger Krankheitsregister oder ein außergewöhnlich deutlicher Unterschied zwischen Behandlungsgruppen, der nicht mehr allein durch Bias erklärbar ist – ein sogenannter „dramatischer Effekt".

Aus wissenschaftlicher Sicht ist eine unterschiedliche Herangehensweise bei der Bewertung von medizinischen Interventionen für seltene und nicht seltene Erkrankungen nicht begründbar. Zulassungen und Zulassungsstudien für Orphan Drugs basieren zu einem großen Teil, auch bei sehr seltenen Erkrankungen, auf konventionellen randomisierten Designs, sodass die grundsätzliche Machbarkeit nicht infrage steht. Und dennoch ist davon auszugehen, dass der Anteil der Arzneimittel, welche zukünftig auf Basis nicht-randomisierter Studien in Verkehr gebracht werden, eher steigen wird, da sich der Forschungsfo-

31 IQWiG (2021).

kus auch auf einen personalisierten Einsatz von Therapien verschiebt, was das Generieren ergebnissicherer Daten weiter erschwert. Für diese Konstellationen wird es innovative Lösungen brauchen. Unter anderem wird es adaptivere RCT-Verfahren, zum Beispiel mehrarmige Plattformstufen geben.[32] Eine weitere Option wird dabei in der besseren Nutzung von Real-World-Daten liegen. Dabei wird der Aufbau weiterer Indikationsregister eine zentrale Rolle einnehmen, da nur über diese spezifische, nutzenbewertungsbezogene Fragestellungen beantwortbar sein werden.

4.4 Vorschlag 2: Neue ausgabenbezogene Maßnahmen

Das Beitragsaufkommen in der GKV ist in den vergangenen fünf Jahren jährlich um durchschnittlich 5,2 Prozent gestiegen. Im Zehnjahresmittel liegt das Plus ebenfalls recht stabil bei jährlich 4,7 Prozent. Die Schlussfolgerung, dass die GKV weniger ein Einnahmen-, als vielmehr ein Priorisierungsproblem bei der Ausgabenentwicklung hat, liegt deshalb nahe. Eine Zunahme der Ausgaben ist bei ebenfalls positiver Einnahmenentwicklung nicht per se besorgniserregend. Im Sinne einer einnahmenorientierenden Ausgabenpolitik ist vielmehr sicherzustellen, dass sich Ausgaben parallel zu den Einnahmen der GKV entwickeln. Dies exakt in der Kurzfrist (jahresbezogen) sicherzustellen, ist nur bei gedeckelten Budgets möglich. Vielmehr ist eine mittelfristige Priorisierung von Ausgabenschwerpunkten und ggf. auch Förderung (siehe die Diskussion um mehr Digitalisierung und Prävention) bestimmter Maßnahmen erforderlich. Mögliche Beiträge für eine stärkere Einnahmenorientierung in der Ausgabenregulierung des Arzneimittelmarktes finden sich hierzu im nachfolgenden Abschnitt.

4.4.1 Regelgebundene Dynamisierung des Herstellerabschlags

Anfang 2024 wurde der temporär auf zwölf Prozent erhöhte Herstellerabschlag wieder auf sieben Prozent zurückgeführt. Für das Jahr 2023 war mit dem GKV-FinStG ein um fünf Prozentpunkte erhöhter allgemeiner Herstellerabschlag, welcher insbesondere für patentgeschützte Arzneimittel gilt, eingeführt. Die marginalen Einsparungen aus Herstellerabschlägen (entspricht dem Wert für 1 %-Herstellerabschlag) lagen in den fünf Jahren vor Verabschiedung des FinStG (2018–2022) bei durchschnittlich 205 Mio. Euro pro Jahr, mit steigender Tendenz. Im Jahr 2022 wurden marginale Einsparungen je Prozentpunkt aus Herstellerabschlägen in Höhe von knapp 225 Mio. Euro erzielt. Für das Jahr 2023 konnten Einsparungen in Höhe von knapp 260 Mio. Euro je Prozentpunkt realisiert werden, was die seinerzeit politisch avisierten Einsparziele übertraf. In verschiedenen Stellungnahmen zur Bewertung der FinStG-Effekte wurde deshalb zuletzt angeregt, die Erhöhung des Herstellerabschlages, wie bereits im Referentenentwurf zum GKV-FinStG vorgesehen (aber letztlich nicht umgesetzt), auch für 2024 beizubehalten, um eine nachhaltige Stabilisierung der Ausgabenentwicklung im Arzneimittelmarkt zu unterstützen.

---

32 O. V. (2025).

Im Rahmen einer regelgebundenen Dynamisierung könnte zukünftig jährlich

- auf Basis der Einnahmen-/Ausgabenprognose des Schätzerkreises im Herbst eines Jahres eine Festlegung des Herstellerabschlages erfolgen, welcher entsprechend der relativen Differenz aus Einnahmen und Ausgaben der GKV erhöht oder abgesenkt wird. Nachteilig hieran wäre, dass die pharmazeutische Industrie indirekt auch an anderen sektorbezogenen oder systemübergreifenden Reformprojekten oder auch Ineffizienzen beteiligt wird.
- die auf Basis der vom Schätzerkreis erwartete oder im Rahmen der KV45-Ergebnisse für ein laufendes Kalenderjahr unterjährig berichtete Ausgabenentwicklung im Arzneimittelmarkt angepasst werden. Damit würde der Herstellerabschlag faktisch wie eine Budgetierung wirken.

Während der Einspareffekt aus dem allgemeinen Herstellerabschlag, welcher 2003 als Reaktion auf überproportionale Ausgabensteigerungen im nichtfestbetragsgebundenen Marktsegment eingeführt wurde, vergleichsweise gut kalkulierbar ist, wurde in der Vergangenheit wiederholt kritisch diskutiert, ob der Herstellerabschlag auch mit negativen Effekten z. B. auf die langfristige Investitionsbereitschaft der Industrie in Deutschland verbunden sein könnte. Überdies wurde im Ergebnisbericht zur Pharmastrategie 2023 von einem Beibehalten eines erhöhten Abschlages abgesehen. Auch im Koalitionsvertrag der kommenden Bundesregierung ist keine Weiterführung eines erhöhten Herstellerabschlages vorgesehen.

4.4.2 Reduzierung der Umsatzsteuer auf Arzneimittel

Im deutschen Steuerrecht wird zwischen drei Arten der Umsatzbesteuerung von Produkten und Dienstleistungen unterschieden:

- Voller Umsatzsteuersatz (derzeit 19 %)
- Ermäßigter Umsatzsteuersatz (derzeit 7 %)
- Umsatzsteuerbefreite Produkte und Dienstleistungen

Grundsätzlich wird nach § 12 Abs. 1 Umsatzsteuergesetz (UstG) auf jeden steuerpflichtigen Umsatz eine Umsatzsteuer von 19 Prozent erhoben. Auf ausgewählte Güter und Dienstleistungen wird nach § 12 Abs. 2 UstG ein ermäßigter Steuersatz von 7 Prozent erhoben. Dieser ermäßigte Steuersatz wird insbesondere auf Waren der Grundversorgung angewandt, um die Verbraucherinnen und Verbraucher zu entlasten. Dieser gilt für verschiedenste Lebensmittel, Bücher und Zeitungen sowie für bestimmte Produkte aus der medizinischen Versorgung wie Prothesen, künstliche Gelenke. Bereits seit vielen Jahren gibt es politische Debatten darüber, ob Arznei- und andere Hilfsmittel nicht ebenfalls zu den Leistungen der Grundversorgung gezählt werden können. Auf ärztliche und Krankenhausbehandlungen, Leistungen zur Diagnostik und Rettungsdienste wird keine Mehrwertsteuer erhoben (§ 4 Nr. 14 Buchst. a UStG).

Innerhalb der Europäischen Union nimmt Deutschland bei der Besteuerung von Arznei- und Hilfsmitteln eine Sonderrolle ein. Die Mehrwertsteuerrichtlinie der EU (2006/112/EG, Art. 98 Abs. 2) erlaubt es den Mitgliedstaaten, für bestimmte Produkte einen ermäßigten Mehrwertsteuersatz anzuwenden. Laut Anhang III der Richtlinie betrifft dies unter anderem:

- Medikamente, die typischerweise zur Gesundheitsvorsorge, Krankheitsprävention oder medizinischen Behandlung eingesetzt werden – sowohl in der Human- als auch in der Veterinärmedizin,
- Produkte zur Empfängnisverhütung und Monatshygiene,
- sowie medizinische Geräte und Hilfsmittel, die zur Behandlung oder Linderung von Behinderungen dienen und ausschließlich für den persönlichen Gebrauch von Menschen mit Behinderung bestimmt sind.

Die Mehrheit der EU-Länder nutzt diese Möglichkeit und erhebt für diese Waren einen reduzierten Mehrwertsteuersatz. In wenigen Staaten – darunter Dänemark, Norwegen, Island, Irland, Bulgarien und außerhalb der EU auch Großbritannien – gelten hingegen deutlich höhere Steuersätze auf verschreibungspflichtige Medikamente, teils bis zu 25 Prozent.

Eine Absenkung der Mehrwertsteuer auf Arzneimittel und Hilfsmittel wäre vergleichsweise schnell und aufwandsarm umsetzbar. Das Einsparpotenzial für die GKV liegt dabei je nach Umsetzungsmodell und Rechenszenario bei 1,7 Mrd. Euro bis 6,6 Mrd. Euro.[33] Die rasche Umsetzbarkeit haben jüngere Anpassungen des Umsatzsteuersatzes während der COVID-19-Pandemie auf Arzneimittel oder auch Gaslieferungen gezeigt. Deren Gesetzgebungsverfahren dauerten jeweils nur wenige Wochen. Doch selbst in einem „regulären" parlamentarischen Prozess ist eine Umsetzung einer reduzierten Mehrwertsteuer nicht mit komplexen Folgeregulierungen verbunden, sodass bei entsprechendem Umsetzungswillen in der Regierungskoalition grundsätzlich von einer schnellen Anpassung auszugehen wäre.

Aktuell bestehen keine günstigen politischen Bedingungen, um den Mehrwertsteuersatz auf Arzneimittel erneut zu senken. Zwar wurde dieser Vorschlag zeitweise in Entwürfen des Koalitionsvertrags sowie in den Planungen zum GKV-Finanzstabilisierungsgesetz diskutiert, letztlich aber in den weiteren Verhandlungen verworfen. Ein entsprechender Antrag der Fraktion Die Linke mit dem Ziel, die Mehrwertsteuer auf Arzneimittel zu senken und so eine Erhöhung der GKV-Zusatzbeiträge zu vermeiden, wurde am 20. Oktober 2022 von allen anderen Fraktionen abgelehnt. Ein wesentlicher Hinderungsgrund liegt darin, dass eine solche Steuersenkung den Bundeshaushalt belasten würde, da geringere Einnahmen durch andere Steuermaßnahmen ausgeglichen werden müssten. Zudem würde

33 Gensorowsky et al. (2024).

der finanzielle Vorteil für die GKV durch die Einnahmeverluste überkompensiert, insbesondere weil eine unterschiedliche Besteuerung von GKV- und PKV-Leistungen – etwa im Krankenhausbereich – praktisch schwer umsetzbar ist. Eine reduzierte Steuer müsste daher auch für privat Versicherte gelten, was den Haushalt zusätzlich belastet.

Während insbesondere aufseiten der gesetzlichen Krankenkassen und der maßgeblichen Verbände und Hersteller von Medizinprodukten mit Zustimmung zu einer neuerlichen Initiative zur Absenkung der Mehrwertsteuer zu rechnen ist, könnten sich Widerstände seitens der Apothekerschaft ergeben. Denn der pauschal berechnete Apothekenabschlag in derzeitiger Höhe von 2,00 Euro (zeitlich befristet bis 31. Januar 2025, danach wieder 1,77 Euro) ist nämlich ein Bruttobetrag. Der für die Apotheken maßgebliche Netto-Kassenabschlag steigt, wenn ein geringerer Teil des Bruttobetrags als Umsatzsteuer verrechnet wird, was letztlich zu Umsatzeinbußen der Apotheken führt.

Trotz der bestehenden politischen Hürden könnte eine einheitliche Reduzierung der Mehrwertsteuer auf 7 Prozent für Arznei- und Hilfsmittel zur finanziellen Stabilisierung der gesetzlichen Krankenversicherung (GKV) beitragen. Das tatsächliche Einsparpotenzial hängt jedoch stark von der Entwicklung der Gesamtausgaben im Arzneimittelmarkt ab – steigen die Preise für Medikamente und Hilfsmittel, erhöhen sich auch die möglichen Einsparungen durch einen reduzierten Steuersatz.

Ein zentrales Argument für die Steuersenkung ist, dass sie die GKV finanziell entlasten würde, ohne die Versorgungsqualität zu beeinträchtigen. Darüber hinaus könnten Versicherte doppelt profitieren:

- Direkt durch niedrigere Zuzahlungen, da diese preisabhängig sind (bei Medikamenten im Preisbereich von 50 bis 100 Euro) und eine niedrigere Mehrwertsteuer den Arzneimittelpreis reduziert.
- Indirekt durch die Möglichkeit, den Beitragssatz zur GKV zu stabilisieren oder sogar zu senken.

4.4.3 Orientierung der Preise an Forschungs- und Entwicklungskosten

Es klingt verlockend, eine faire Preisbildung neuer Arzneimittel aus bestehenden, objektivierbaren Daten ableite zu können. Diskutiert wird seit einigen Jahren ein sog. „cost-based pricing", also eine an der tatsächlichen Höhe der Forschungs- und Entwicklungskosten neuer Arzneimittel orientierte Preisfindung. Nach einer Studie von Prasad et al. werden die Kosten für die Entwicklung eines Krebsmedikaments auf 648 Mio. US-Dollar (direkt) bzw. 757 Mio. US-Dollar (kapitalisiert) geschätzt. Entsprechende Berechnungen basierend auf Daten der bei der US-Börsenaufsichtsbehörde eingereichten Anträge von 10 Arzneimittelherstellern.[34] Eine weitere Untersuchung aus den USA konnte zudem – basierend auf einer Stichprobe von 200 Wirkstoffen – zeigen, dass die direkten Kosten je zugelassenem Orphan-Medikament etwa 60 Prozent der Kosten für zugelassene Nicht-Orphan-Medikamente betragen. Außerdem betragen die kapitalisierten Kosten je zugelassenem Orphan-Medikament etwa 70 Prozent der Kosten für regulär zugelassene Arzneimittel.[35]

Neben der Europäischen Kommission und den Vereinten Nationen fordern verschiedene Institutionen transparente Angaben zu den Forschungskosten neuer Arzneimittel. Auch im Rahmen des IQWiG Herbstsymposiums 2021 wurde hierzu eine lebhafte Diskussion geführt. Da verschiedene pharmazeutische Unternehmer die hohen Preise einiger Orphan Drugs mit hohen Aufwendungen für Forschung und Entwicklung rechtfertigen, könnte es aus Sicht der Solidargemeinschaft gerechtfertigt erscheinen, auch Nachweise für eben diese Aufwendungen zu verlangen. Pharmazeutische Unternehmen sollten gemäß einem Entwurf der EU unter anderem die mit der Entwicklung von Medikamenten und Impfstoffen einhergehenden Kosten offenlegen, wenn sie das entsprechende Produkt in nationalen Produktverzeichnissen registrieren wollen. Die offenzulegenden Kosten sollen neben den Kosten für Forschung und Entwicklung sowie den Produktionskosten auch Fördergelder sowie Gewinnprognosen umfassen. Deutschland hat, neben Großbritannien und Ungarn, jedoch unmittelbar vor dem Beschluss eine Beteiligung an dem Richtlinienvorhaben abgelehnt, was insbesondere von international tätigen Ärzteverbänden kritisiert wurde.

Unter ökonomischen Gesichtspunkten kann ein „cost-based pricing" nicht überzeugen. Als praktische Umsetzung würde dem pharmazeutischen Unternehmer ein festzulegender Aufschlag auf die tatsächlichen „Produktionskosten" als Gewinnmarge gewährt. Dieser auf den ersten Blick einfach umzusetzende Ansatz geht jedoch mit erheblichen Steuerungsproblemen einher. So hätten Hersteller aufgrund der zugesicherten Vollkostendeckung nur einen sehr geringen Anreiz, ihre Produktion kosteneffizient zu realisieren. Darüber hinaus ergeben sich aufgrund der Informationsasymmetrien zwischen Anbieter und Nachfrager mitunter umfassende Spielräume für Hersteller, die im Rahmen der Preisbemessung berücksichtigten Kosten zu manipulieren, um einen höheren Preis zu erzielen. Gerade in forschungsintensiven Märkten, wie dem Arzneimittelmarkt, stellt es zudem eine grundsätzliche Schwierigkeit dar, alle Kosten einem bestimmten Produkt zuzurechnen. So verteilen sich Forschungs- und Entwicklungskosten häufig auf eine Vielzahl von Produkten und über mehrere Jahre. Außerdem müssen die Kosten für fehlgeschlagene Entwicklungen sowie Kapitalkosten berücksichtigt werden. Nicht zuletzt hat dieser Preisfindungsansatz auch Auswirkungen auf den Innovationswettbewerb. Dies ist in erster Linie auf die Entkopplung von Preis und Nutzen einer Innovation zurückzuführen. So senkt die fixe Gewinnmarge den Anreiz für Hersteller, bessere Produkte als bislang im Markt verfügbar zu entwickeln, da ein höherer Nutzen keine Auswirkungen auf den Gewinn hätte.

---

34 Prasad V und Mailankody S (2017).
35 Jayasundara K et al. (2019).

4.4.4 Erhöhung der Selbstbeteiligungen

Der Sachverständigenrat zur Begutachtung der Entwicklung im Gesundheitswesen hat sich in seinem Gutachten zur Steuerung aus dem Jahr 2018 intensiv mit diesem Thema befasst. Dabei betonte er, dass Selbstbehalte nicht nur zur Mitfinanzierung des Gesundheitssystems dienen, sondern zugleich einen lenkenden Einfluss auf das Nutzungsverhalten der Versicherten ausüben können. Durch geringere Eigenbeteiligungen lassen sich etwa präventive Maßnahmen gezielt fördern, um deren Nutzung zu erhöhen. Bei anderen Gesundheitsleistungen hingegen sollen höhere Selbstbehalte dazu beitragen, die Inanspruchnahme zu reduzieren. Dadurch kann unnötiger oder übermäßiger Konsum medizinischer Leistungen, der oft durch das Angebot selbst ausgelöst wird (angebotsinduzierte Nachfrage), begrenzt werden.

2004 wurden im GKV-Modernisierungsgesetz die im Grundsatz auch heute noch gültigen Regelungen zur Ausgestaltung der Selbstbeteiligungen in Deutschland festgelegt. Demnach zahlen erwachsene Versicherte bei Arzt- und Zahnarztbesuchen, Arzneimitteln, häuslicher Krankenpflege, Verbands-, Heil- und Hilfsmitteln, Fahrkosten, Krankenhausbehandlung sowie ambulanter und stationärer Rehabilitation eine Zuzahlung von 10 Prozent, jedoch nicht mehr als 10 Euro und mindestens 5 Euro. Bei Beträgen unter 5 Euro tragen die Versicherten die Kosten vollständig. Diese Mindest- und Höchstbeträge waren schon seinerzeit im internationalen Vergleich eher moderat und sind nie aktualisiert worden, real also gesunken. In Konsequenz hat die relative Bedeutung des Steuerungsinstrumentes Selbstbeteiligung in der GKV kontinuierlich abgenommen.

Im Jahr 2023 betrugen die Einsparungen aus Zuzahlungen aus Arzneimitteln für die GKV 2,48 Mrd. Euro. Bereits bei einer Verdopplung auf mindestens 10 und maximal 20 Euro ließen sich ca. 5 Milliarden Euro jährliche Einsparungen generieren, vorausgesetzt der Anteil der Zuzahlungsbefreiten steigt aufgrund der Überforderungsklausel nicht überproportional an.

Die steuernde Wirkung von Selbstbeteiligungen im Gesundheitswesen ist umstritten und variiert stark. Zahlreiche Studien haben sich beispielsweise mit der Wirkung der 2013 abgeschafften Praxisgebühr befasst – allerdings ohne klare Erkenntnisse. Ein möglicher Grund dafür liegt in ihrer quartalsweisen Erhebung, wodurch sie – wenn überhaupt – nur beim ersten Arztbesuch im Quartal einen Einfluss auf das Verhalten der Versicherten hatte. Bereits 2012 hatte die Deutsche Gesellschaft für Gesundheitsökonomie (dggö) vorgeschlagen, die Praxisgebühr durch eine Kontaktgebühr pro Arztbesuch zu ersetzen. Dieser Vorschlag stieß jedoch bei den ambulanten Leistungserbringern auf Ablehnung, da sie einen höheren Verwaltungsaufwand befürchteten. Geringe Zuzahlungen werden allgemein als wenig wirksam für eine Verhaltenssteuerung eingeschätzt. Höhere Selbstbeteiligungen zeigen zwar in vielen Fällen nachweisbare Lenkungseffekte, sind jedoch aus sozial- und gesundheitspolitischer Sicht kritisch, da sie dazu führen können, dass Patientinnen und Patienten notwendige Behandlungen aufschieben oder ganz darauf verzichten.

Die Folgen solcher Entscheidungen, etwa gesundheitliche Verschlechterungen mit höheren Folgekosten, sind bislang jedoch nicht eindeutig durch Studien belegt.[36]

4.4.5 Zusammenfassende Bewertung

Kein Nutzen ohne Kosten. Und so ist folglich auch jede der beschriebenen und diskutierten Regulierungsansätze mit Vor- und Nachteilen verbunden (Tabelle 16).

Tabelle 16: Zusammenfassung der diskutierten Reformvorschläge

Ansatz	Beitrag Kostendämpfung	Beitrag Innovationsförderung
Vereinfachung des AMNOGs durch...		
Neustart Leitplanken	Positiv: Kein Treppenstufeneffekt in der Preisbildung von Schrittinnovationen.	Positiv: Belohnung von Sprunginnovationen und neuen Solisten.
	Negativ: Einsparpotenzial nicht bezifferbar.	Negativ: Potenziell hemmend für Markeintritt von Schrittinnovationen. Potenziell hemmend für Weiterentwicklungen in innovationsstarken Indikationsgebieten.
Uneingeschränkte Orphan Drug-Bewertung	Positiv: Erhöhung der Transparenz über den Nutzen von Orphan Drugs und damit verbundene evidenzbasierte Preisbildung.	Positiv: Bereits vor Markteinführung planbare und weniger von umsatztaktischen Erwägungen abhängige Preisbildung.
	Negativ: Zunehmend individualisierte Therapieansätze erfordern geeignete Erstattungsmodelle auf Basis geeigneter Daten.	Negativ: Je nach Anwendungsgebiet und zVT-/Preisniveau potenziell hemmende Wirkung für den Markteintritt.
Keine Verknüpfung von Standortförderung und Preisfindung	Positiv: Rationale Preisbildung anhand relevanter (vergleichender) Kriterien.	Positiv: -
	Negativ: -	Negativ: Bei Bestehenbleiben der Leitplanken (unwahrscheinlich) und der Vertraulichkeitsoption (wahrscheinlich) keine Ausnahmeoptionen mehr.

36 Greiner W (2024).

Ansatz	Beitrag Kostendämpfung	Beitrag Innovationsförderung
Vereinfachung von P4P-Modellen mit Real-World-Daten	Positiv: Flexibilisierung von Preisbildungsverfahren kann das Generieren von Einsparungen erleichtern.	Positiv: Erleichterung des Marktzugangs individualisierter Therapieansätze.
	Negativ: Je nach Vertragsmodell und Datenqualität potenziell Verlängerung des Kostenrisikos auf die GKV.	Negativ: -
Neue ausgabenbezogene Maßnahmen		
Dynamisierung des Herstellerabschlags	Positiv: Einnahmenorientierung und Planbarkeit der Anpassungslogik.	Positiv: -
	Negativ: -	Negativ: Quasi Budgetierung kann für den Markteintritt hemmend und/oder verzögernd wirken.
Reduzierung der Umsatzsteuer auf Arzneimittel	Positiv: Hohes Einsparpotenzial für die GKV von 1,7 bis 6,6 Milliarden Euro/Jahr.	Positiv: Reduzierung des Kostendämpfungsdrucks innerhalb der gesamten GKV und damit potenziell auch Abbau spezifischer Regulierung.
	Negativ: Aufgrund haushälterischer Restriktionen Umsetzung aktuell unwahrscheinlich.	Negativ: -
Orientierung an F&E-Kosten	Positiv: Vermeintlich höhere Einsparungen durch an tatsächlichen Kosten und „fairem" Innovationsaufschlag orientierte Erstattungsbeträge.	Positiv: Planbare Preisbildungslogik.
	Negativ: Umsetzungsfragen offen. Einsparpotenzial nicht konkret bezifferbar.	Negativ: Unklar, da potenziell negative Anreize zu ineffizienten Produktionskosten und durch fiktiven Preisdeckel Markteintrittsbarrieren bestehen können.

Ansatz	Beitrag Kostendämpfung	Beitrag Innovationsförderung
Erhöhung der Selbstbeteiligungen	Positiv: Seit 20 Jahre real gesunkene Höhe der Selbstbeteiligungen. Bei Verdopplung auf max. 20 Euro erwartete zusätzliche Einsparungen in Höhe von ca. 2,5 Milliarden Euro/Jahr.	Positiv: Keine negativen Effekte wie reduzierte Inanspruchnahme von Arzneimitteln evident.
	Negativ: Effekte auf Nachfrage trotz Überforderungsklausel bislang nicht evaluiert.	Negativ: -

Quelle: Eigene Darstellung

Die CDU/CSU-Fraktion im Bundestag hatte in ihrem Entschließungsantrag zum Medizinforschungsgesetz im Sommer 2024 unter anderem gefordert, „die im GKV-FinStG eingefügten sog. ‚Leitplanken' und Kombinationsabschläge zurückzunehmen" und das AMNOG-System mit seiner Zusatznutzenbewertung „so fortzuentwickeln, dass auch neuartige Therapien und Arzneimittel besser verfügbar und erstattungsfähig sind."[37] Der Koalitionsvertrag der nächsten Bundesregierung aus CDU, CSU und SPD sieht nun vor, dass der Pharmadialog und die Pharmastrategie fortgesetzt werden. Das AMNOG soll wiederum mit Blick auf die „Leitplanken" und auf personalisierte Medizin weiterentwickelt werden. Dabei soll der Zugang zu innovativen Therapien und Arzneien ermöglicht werden und gleichzeitig eine nachhaltig tragbare Finanzierung sichergestellt werden; was quasi wortwörtlich der thematischen Zielsetzung des vorliegenden Reportes entspricht.

Unter den derzeitigen Rahmenbedingungen des AMNOG scheint dies nicht möglich. Der vorliegende Report hat deshalb sowohl Ansätze zur Vereinfachung des AMNOG als auch zur Weiterentwicklung ausgabendämpfender Instrumente skizziert. Unbenommen ist dabei, dass unabhängig jeder ausgabenseitigen Reformbemühungen die Einnahmenbasis der GKV nachhaltig gestärkt werden muss.

4.5 Vorschlag 3: Neue einnahmenbezogene Maßnahmen

Die gesetzliche Krankenversicherung finanziert sich vor allem über Beitragszahlungen und Steuerzuschüsse. Angesichts steigender Beitragssätze wird zunehmend befürchtet, dass diese Entwicklung langfristig negative wirtschaftliche Folgen haben könnte. Daher wird immer wieder diskutiert, bestimmte Leistungen dauerhaft über Steuern zu finanzieren und die Steuerzuschüsse regelmäßig anzupassen (Dynamisierung). Ein besonderes Augenmerk liegt auf den sogenannten versicherungsfremden Leistungen – also Leistungen, die nicht direkt der Absicherung bei Krankheit dienen, sondern eher gesellschafts- oder familienpolitisch motiviert sind. Diese belasten die GKV, obwohl sie nicht zu ihren originären Auf-

37 https://dserver.bundestag.de/btd/20/121/2012154.pdf

gaben gehören. Um die Beitragszahler zu entlasten, wird eine Verlagerung dieser Leistungen auf den Staatshaushalt gefordert. Im Koalitionsvertrag der Ampel-Regierung ist diese Idee ebenfalls verankert. Besonders im Fokus stehen dabei eine regelmäßige (dynamischen) Anpassung des Bundeszuschusses, statt einer starren Begrenzung auf 14,5 Mrd. Euro jährlich, sowie die vollständige Steuerfinanzierung der Gesundheitskosten für Bürgergeldempfänger, da hier eine systematische Unterdeckung der GKV festgestellt wurde.

Eine Herausforderung im Kontext der versicherungsfremden Leistungen ist, dass es für diesen Leistungsbereich keine Legaldefinition gibt. Das BMG spricht in dem Zusammenhang lediglich von „medizinischen Leistungen, die familienpolitisch motiviert oder von gesamtgesellschaftlichem Interesse sind" und nennt folgende Beispiele:

- beitragsfreie Mitversicherung (von Ehe-/Lebenspartnern oder während des Erziehungsurlaubs)
- Leistungen rund um Mutterschaft und Schwangerschaft
- Leistungen zur Empfängnisverhütung und künstlichen Befruchtung
- Mutterschaftsgeld
- Krankengeld (bei Betreuung eines kranken Kindes)
- Betriebs- und Haushaltshilfen (insbesondere zur Verkürzung und Vermeidung von stationären Aufenthalten)
- Förderung von Forschungsvorhaben
- Weiterentwicklung der medizinischen Infrastruktur
- Prävention und Gesundheitsförderung im betrieblichen Kontext

In der Literatur liegen eine Reihe von Berechnungen zum Finanzeffekt einer Umfinanzierung versicherungsfremder Leistungen vor. Je nach Berechnungsmodell und zugrundeliegenden Annahmen über die einzubeziehenden versicherungsfremden Leistungen liegt die Summe der nicht durch den jährlichen Bundeszuschuss oder Beiträge von Bürgergeld-Empfängern gedeckten Ausgaben für versicherungsfremde Leistungen zwischen 8,1 Milliarden Euro und 76,5 Milliarden Euro pro Jahr.[38] Das damit einhergehende finanzielle Entlastungspotenzial für die GKV hätte im Jahr 2023 zwischen 0,48 und 4,55 Beitragssatzpunkten entsprochen.

Die Auslagerung versicherungsfremder Leistungen aus dem Finanzierungsbereich der GKV hat grundsätzlich das Potenzial, einen substanziellen Beitrag zur Stabilisierung der GKV-Finanzen zu leisten. Gleichzeitig sind begrenzte (bis nicht vorhandene) Spielräume im Bundeshaushalt zu berücksichtigen, welche bereits in der vergangenen Legislaturperiode – trotz Verankerung im Koalitionsvertrag – zu einem Verbleiben im Status quo geführt

38 Gensorowsky et al. (2024).

haben. Die Gegenfinanzierung einer Auslagerung ist demnach das größte Hemmnis einer dauerhaft steuerfinanzierten Verbesserung der Einnahmensituation der GKV.

Ergänzend zu einer grundsätzlichen Umfinanzierung versicherungsfremder Leistungen wird eine Dynamisierung dieser Steuerzuschüsse angeregt[39], also eine Abkehr von der bestehenden Festsetzung hin zu einer dauerhaften Anpassung an die Einnahmen- und Ausgabenlage, welche bereits im Koalitionsvertrag der letzten Bundesregierung als Vorhaben beschrieben war.

39 Ärzteblatt (2024b).

5. Innovationsförderung und Kostendämpfung: Ein Widerspruch? Impulse aus dem System

5.1 Innovationsförderung und Kostendämpfung: Ein Widerspruch? Die Perspektive des G-BA

Prof. Josef Hecken, Unparteiischer Vorsitzender des Gemeinsamen Bundesausschusses

5.1.1 Zusatznutzenbasierte Preisbildung: bessere Kosteneffizienz durch Weiterentwicklung oder Systembruch?

Das durch das Arzneimittelmarktneuordnungsgesetz (AMNOG) ausgestaltete Verfahren zur Bildung eines zusatznutzenbasierten Erstattungsbetrags stößt trotz mehrfacher Modifizierung an Grenzen. Gerade angesichts hochpreisiger Advanced Therapy Medicinal Products (ATMP), die oftmals mit nicht aussagekräftiger Evidenzlage auf den Markt und zur einmaligen Anwendung kommen, zeigen sich neue Herausforderungen an eine effiziente Ausgabenkontrolle. Deshalb lohnt ein Blick auf Erstattungsmodelle für neue Arzneimittel, die sowohl die Kostendämpfung als auch den Zugang zu innovativen Arzneimitteln im Blick haben. Mit dem prospektiven Kohortenmodell des Spitzenverbands der gesetzlichen Krankenversicherung wird das zusatznutzenbasierte AMNOG-Prinzip um einen Pay-for-Performance-Ansatz ergänzt. Ein Bruch mit dem AMNOG-System wäre das japanische Modell Cost-Plus-Pricing, das die Preisbildung primär auf Herstellungskosten und Gewinnaufschläge stützt, anstatt eine umfassende Nutzenbewertung als Grundlage zu nehmen.

5.1.2 AMNOG-Prinzip will zusätzlichen Nutzen statt Scheininnovationen honorieren

Pharmazeutische Unternehmen konnten in Deutschland bis zum Jahr 2011 den Preis für ihre neuen – aber nicht immer zu einer Verbesserung in der Versorgung führenden – Arzneimittel in den ersten zehn Jahren nach Markteintritt völlig frei festlegen. Um die Ausgaben zu kontrollieren, führte der Gesetzgeber zwar keine 4. Hürde für die Verordnungsfähigkeit ein. Aber er etablierte mit dem AMNOG ein neues Prinzip für die Preisgestaltung, das über eine finanzielle Bevorzugung von Fortschritten in der Therapie Forschungsanreize setzt: Nur ein nachweislich höherer Patientennutzen soll einen höheren Preis rechtfertigen. Einzige Ausnahme: Bei Orphan Drugs wird bis zu einer Umsatzschwelle der Zusatznutzen durch den Gesetzgeber von vornherein unterstellt.

Ein wichtiger Auftrag des Gemeinsamen Bundesausschusses (G-BA) ist seitdem die frühe Nutzenbewertung. Er prüft anhand der zum Zeitpunkt der Markteinführung vorliegenden Evidenz, ob ein neu zugelassenes Arzneimittel tatsächlich einen Zusatznutzen im Verhältnis zu einer vergleichbaren Therapie besitzt, in welchem Ausmaß der Zusatznutzen vorliegt und wie wahrscheinlich dieser ist. Ein solcher Zusatznutzen kann sich in einer besseren therapeutischen Wirkung, geringeren Nebenwirkungen oder einer Verbesserung der Lebensqualität zeigen. Der Zusatznutzen und die Kosten der jeweiligen Vergleichstherapie bilden seitdem die Grundlage für die Erstattungsbetragsverhandlungen des GKV-Spitzenverbands mit den pharmazeutischen Unternehmen – und sind somit zentraler Teil der Antwort auf die Frage, welche Kosten für die Versichertengemeinschaft angesichts des festgestellten Zusatznutzens getragen werden.

Die bei Einführung des AMNOG vielfach geäußerte Sorge, dass pharmazeutische Unternehmen ihre Arzneimittel aufgrund der zusatznutzenbasierten Preisbildung nicht oder verzögert auf den deutschen Markt bringen, hat sich zumindest bislang als unbegründet erwiesen. Die Arzneimittel betreten im Schnitt 6 Wochen nach Zulassung den deutschen Markt. Marktaustritte vor Abschluss der Erstattungsbetragsverhandlungen hat es bis heute nur 17 gegeben. Die Einsparungen, die mit Hilfe des AMNOG-Verfahrens erzielt wurden, belaufen sich inzwischen auf ca. 6,5 Mrd. Euro im Jahr 2023.

5.1.3 Zusatznutzenbasierte Preisbildung stößt an Grenzen

Trotz der Preisregulierung über das AMNOG stiegen die Arzneimittelausgaben zwischen 2012 und 2024 von rund 31 Mrd. Euro auf mehr als 55 Mrd. Euro an. Preistreiber sind insbesondere neue Onkologika und Orphan Drugs einschließlich ATMP. Angesichts dieser Entwicklung auf dem Arzneimittelmarkt zielten Modifizierungen des AMNOG-Verfahrens darauf ab, die Effizienz der zusatznutzenbasierten Preisbildung zu steigern. Hier ist beispielsweise die Rückwirkung des Erstattungsbetrages ab dem 7. Monat nach Markteintritt gut vertretbar, da zu diesem Zeitpunkt auch die Nutzenbewertung des G-BA vorliegt. Auch die Reduzierung der Umsatzschwelle bei Orphan Drugs auf 30 Mio. Euro ist ein notwendiger Beitrag, um die Finanzen der gesetzlichen Krankenversicherung zu stabilisieren, ohne sich von dem Wunsch zu verabschieden, Forschungsanreize für Orphan Drugs zu setzen. Verfehlt ist hingegen die sogenannte ‚Leitplanken-Regelung', das heißt die ausnahmslos restriktive Preisfindung für Arzneimittel mit geringem oder nicht quantifizierbarem Zusatznutzen anhand von Abschlägen im Vergleich zur zweckmäßigen Vergleichstherapie. Denn hier geht es auch um den Umgang mit der häufig schwachen Evidenz in Bezug auf Langzeitwirkungen, insbesondere für neue Wirkstoffe zur Behandlung chronischer Erkrankungen. Auf das Ansteigen der Kosten von Kombinationstherapien – vor allem in der Krebsmedizin – hat der Gesetzgeber ebenfalls reagiert und sieht einen pauschalen Abschlag von 20 Prozent darauf vor. Eine Ausnahme von der Abschlagspflicht liegt bei Kombinationstherapien vor, für die mindestens ein beträchtlicher Zusatznutzen in der Nutzenbewertung festgestellt werden konnte. Die Umsetzung des Kombinationsabschlages ist mit einem sehr hohen bürokratischen Aufwand verbunden. Ob die gesetzlich intendierten Einsparungen tatsächlich erzielt werden können, bleibt abzuwarten.

Hauptproblem für das bisherige AMNOG-Verfahren ist jedoch die Frage, wie wir mit Arzneimitteln umgehen, die infolge von beschleunigten Zulassungsverfahren und/oder der

Beschränkung auf sehr kleine Patientenpopulationen zunächst nur mit einer unreifen Datenbasis auf den Markt kommen. Eine befriedigende Antwort auf diese in den letzten Jahren immer virulenter gewordene Fallkonstellation steht nach wie vor aus. Zwischen 2012 und 2024 musste bei ca. 20 Prozent unserer Beschlüsse zu neuen Arzneimitteln der Zusatznutzen als „nicht quantifizierbar" eingestuft werden, weil die Datenbasis zu dünn war. Dennoch muss auch hier ein Erstattungsbetrag vereinbart werden. Die im Jahr 2019 eingeführte Möglichkeit für den G-BA, vom pharmazeutischen Unternehmer für eine erneute Nutzenbewertung eine anwendungsbegleitende Datenerhebung (AbD) zu fordern, ermöglicht aufgrund der erforderlichen Abstimmungsprozesse und der Studiendauer erst nach einem sehr langen Zeitraum eine erneute Nutzenbewertung mit einer ggf. besseren Datenbasis durchzuführen (i. d. R. 6–8 Jahre nach initialer Nutzenbewertung). Zur Sicherstellung evidenzbasierter Preisanpassungen ist die AbD daher in ihrer derzeitigen gesetzgeberischen Ausgestaltung nicht effizient nutzbar. Hier braucht es eine stärkere Zentralisierung durch die Möglichkeit zur Aufsetzung von indikationsspezifischen Datenstrukturen, um eine qualitativ hochwertige Datenerhebung bereits mit Markteintritt neuer Arzneimittel durchführen zu können und eine zeitnahe Schließung von Evidenzlücken für eine erneute Nutzenbewertung umsetzbar zu machen.

5.1.4 Festhalten am AMNOG-Prinzip mittels prospektivem Kohortenmodell

Um die Effizienz des AMNOG-Verfahrens bei schwacher Evidenz zu erhalten, werden im Krankenkassensystem auch Pay-for-Performance-Modelle diskutiert, zu denen das prospektive Kohortenmodell gehört. Dabei wird ein vorläufiger Erstattungsbetrag vereinbart, der im weiteren Zeitverlauf in Abhängigkeit von den Behandlungserfolgen der Patientengruppe angehoben oder abgesenkt wird. Für die Gentherapie bei Hämophilie A – Valoctocogen Roxaparvovec (Roctavian®) – hat sich der GKV-Spitzenverband im Dezember 2023 mit dem Hersteller erstmals auf ein solches erfolgsabhängiges Vergütungsmodell verständigt. Vorausgegangen war eine Nutzenbewertung des G-BA. Da es sich um ein Orphan Drug handelt, war der Zusatznutzen gegenüber der zweckmäßigen Vergleichstherapie gesetzlich bereits unterstellt. Auf Basis der Zulassungsstudien hatte der G-BA das Ausmaß des Zusatznutzens und die Aussagekraft des Nachweises zu beurteilen und bescheinigte einen Anhaltspunkt für einen nicht quantifizierbaren Zusatznutzen, weil die wissenschaftliche Datengrundlage eine Quantifizierung nicht zuließ. Angesichts der unsicheren Erkenntnislage – Roctavian® hatte von der EMA eine Zulassung unter „Besonderen Bedingungen" erhalten – forderte der G-BA eine AbD in Form einer vergleichenden Registerstudie. Seit dem 30. August 2024 darf Roctavian® bei Hämophilie A nur von Ärztinnen und Ärzten eingesetzt werden, die die Behandlungsdaten beim Deutschen Hämophilieregister (DHR) dokumentieren.

Der Erstattungsbetrag, den der pharmazeutische Unternehmer und der GKV-Spitzenverband nach der Zusatznutzenbewertung für Roctavian® verhandelt haben, ist in dem erfolgsabhängigen Vergütungsmodell von vornherein ein Interimspreis, der turnusmäßig überprüft und angepasst wird. Hierbei fließen die Daten der AbD, die mindestens alle 18 Monate an den G-BA im Rahmen von Zwischenanalysen übermittelt werden müssen, in den ergebnisbasierten Erstattungsbetrag mit ein. Die genauen Erfolgskriterien werden vertraglich vereinbart. Aus Sicht des GKV-Spitzenverbandes verbinden sich im Modell „das Konzept wissenschaftlicher Studiendaten zur Erfolgswahrscheinlichkeit mit systematischer Evidenz aus der AbD des G-BA“[40]. Und stellt damit eine Möglichkeit dar, wachsende Evidenz in die Preisbildung einzubeziehen.

5.1.5 Systembruch bei Preisbildung durch Cost-Plus-Pricing

Japan hat für sein zentral und staatlich organisiertes Gesundheitssystem ein Modell zur Preisbildung entwickelt, das ohne Zusatznutzenbewertung auskommt. Eine der Stellschrauben ist die Frage, mit welcher Evidenz ein neues Arzneimittel den japanischen Markt betreten möchte. Wenn klinische Vorteile wahrscheinlich, aber in Studien noch unzureichend belegt sind, kann eine Zulassung auch in Japan zunächst befristet und mit Auflagen erteilt werden. Dies entspricht in Teilen dem Conditional-Marketing-Authorization-Verfahren der EMA. Allerdings ist die in solchen Fällen zulässige Preisspanne in Japan niedriger und der Marktzugang ist stärker reguliert.

Bei unbeschränkter Marktzulassung richtet sich die Einstufung, wie „innovativ“ ein neues Arzneimittel ist, danach, ob sich auf dem Markt bereits mehrere ähnliche Arzneimittel befinden: gemessen an Wirksamkeit, Wirkmechanismus, chemischer Struktur und Darreichungsform. Sind vergleichbare Arzneimittel bereits vorhanden, darf das neue Arzneimittel nur so viel kosten wie das bisher Günstigste. Ohne vergleichbare Arzneimittel legen die Hersteller einen Preis fest, müssen aber Herstellungs-, Vertriebs- und Vermarktungskosten sowie den geplanten Gewinn offenlegen. Falls diese Angaben nicht hinreichend transparent sind, kann die regulär mögliche Preisaufschlag-Prämie von bis zu 120 Prozent auf den Herstellungspreis reduziert oder ganz gestrichen werden. Ein Abgleich des berechneten Preises mit dem Durchschnittspreis aus vier Referenzländern, zu denen auch Deutschland gehört, kann eine weitere Anpassung nach oben oder unten bewirken.

Die Preisbildung ist damit aber nicht in jedem Fall abgeschlossen. Vor allem bei umsatzstarken Arzneimitteln kann neun Monate nach Marktzutritt erneut bewertet werden, ob der Preis weiterhin im Verhältnis zum klinischen Nutzen und den Marktbedingungen steht. Die Hersteller müssen hierfür zusätzliche Daten einreichen, insbesondere zu den klinischen Ergebnissen und dem realen Nutzen im Versorgungsalltag. Eine Absatzmenge, die durch eine Indikationserweiterung höher als erwartet ausfällt, kann eine automatische Preisanpassung nach unten auslösen. Ein Beispiel hierfür sind die PD-1/PD-L1-Inhibitoren (z. B. Nivolumab, Pembrolizumab), die in immer mehr onkologischen Indikationen eingesetzt werden können. Jede Preisanpassung bei einem Arzneimittel kann sich zudem auf

40 Andreas Nickel, Anja Tebinka-Olbrich, Antje Haas (2024): Effiziente Preisgestaltung bei Gentherapien, AMNOG 2.0: Auf dem Weg zu einem effizienten System; S. 81

Präparate aus derselben pharmakologischen Klasse auswirken, indem auch diese erhöht oder abgesenkt werden.

5.1.6 Fazit

Das prospektive Kohortenmodell und das japanische Cost-Plus-Pricing haben ganz unterschiedliche Herangehensweisen, um bei einer angestrebten kosteneffizienten Preisbildung dem Problem nicht aussagekräftiger Evidenz bei spezifischen neuen Arzneimitteln zu begegnen. Gemeinsam ist ihnen, dass der schnelle Zugang der Versicherten zu neuen Arzneimitteln erhalten bleibt und dass die initial vereinbarten Preise angepasst werden können.

Die erfolgreiche Umsetzung von Pay-for-Performance-Modellen hängt maßgeblich von der Datenqualität ab. Ohne belastbare Real-World-Evidence bleiben solche Modelle nur eingeschränkt praktikabel. Damit beispielsweise das prospektive Kohortenmodell auf weitere Arzneimittel anwendbar wird, muss die Nutzung von AbD und Registerdaten im Allgemeinen strukturell weiterentwickelt werden. Ein wesentlicher Punkt ist, dass indikationsspezifische Registerstrukturen vorab geschaffen werden müssen und nicht wie derzeit im Gesetz angelegt, von jedem pharmazeutischen Unternehmer einzeln erst mit Markteintritt des jeweiligen Arzneimittels gefordert werden können. Dies umfasst sowohl die Schaffung neuer Strukturen zur Datenerhebung als auch die Anpassung bestehender indikationsspezifischer Register. Studienprotokolle und Analysepläne sollten zentralisiert erstellt und für alle Arzneimittel, für die Daten in dem gleichen indikationsspezifischen Register erfasst werden, verwendet werden. Eine standardisierte und qualitativ hochwertige Erfassung aller relevanten Daten spätestens mit Markteintritt des neuen Arzneimittels sollte das Ziel sein.

Besonders in Bereichen mit begrenzter Evidenz, wie bei ATMPs oder Orphan Drugs, ist es wichtig, dass vergleichende Daten zu patientenrelevanten Endpunkten bzw. Therapieeffekten systematisch dokumentiert werden. Damit dies gelingt, muss der G-BA frühzeitig mit Registerbetreibern, Zulassungsbehörden und Fachgesellschaften zusammenarbeiten, um sicherzustellen, dass bereits vor der Markteinführung eines Arzneimittels die notwendige Infrastruktur für die Datenerfassung geschaffen wird. Dies würde die Erhebung von Daten einheitlicher machen und die Interoperabilität zwischen verschiedenen Datenquellen fördern, wodurch Ressourcen eingespart werden könnten.

Zudem könnte durch die Weiterentwicklung der AbD und der Registerstrukturen das Kohortenmodell auf weitere Arzneimittel ausgeweitet werden und neue Möglichkeiten in der evidenzbasierten Preisbildung eröffnen.

Das japanische Modell zeigt wiederum, dass eine dynamische Preisgestaltung nicht zwingend auf eine Bewertung des Zusatznutzens ausgerichtet sein muss. In Japan wurde auf der Grundlage einer Kombination aus umsatzabhängiger Preisanpassung, transparenter

Kostenkalkulation und regelmäßiger Neubewertung ein System zur Preisbildung von Arzneimitteln geschaffen. Die umsatzabhängigen Preisanpassungen sowie die transparente Kostenkalkulation könnten auch in Deutschland zusätzlich zur evidenzbasierten Bewertung des Zusatznutzens genutzt werden, um die Preisbildung weiterzuentwickeln und besser an die tatsächlichen Marktbedingungen anzupassen.

5.2 Innovationsförderung und Kostendämpfung: Ein Widerspruch? Die Perspektive des GKV-Spitzenverbandes

Dr. Antje Haas, Susanne Henck, Christian Schmidt, Dr. Christine Göppel, Dr. Anja Tebinka-Olbrich, Dr. Michael Ermisch

5.2.1 AMNOG 2025 – 14 Jahre schleichender Abbau der Grundanliegen Transparenz und Preisdifferenzierung nach therapeutischem Wert

In den letzten 14 Jahren überarbeitete der Gesetzgeber kontinuierlich das Arzneimittelmarktneuordnungsgesetz (AMNOG). Beachtliche 1,4 Gesetze pro Jahr mit Neuregelungen wurden erlassen. Diese regulatorische Dynamik wurde von Beginn an als „lernendes System" apostrophiert und vermittelte damit zumindest gefühlt etwas Positives. Der aktuelle Zustand des AMNOG als Preisregulierungsinstrument ist allerdings eher bedenklich. Gerade vielen jüngeren Regelungen sieht man zwar eine gutgemeinte strukturierende Grundidee an (Rückwirkung des EB, Vollbewertung der Orphan Drugs, Leitplanken, Kombiabschläge, Verwurfsberücksichtigung, Preis-Mengen-Regelung). Allerdings sind die meisten von ihnen so kraftlos angelegt, dass sie kaum Wirkung entfalten. Insgesamt resultiert im AMNOG einerseits ein kaum noch zu durchblickendes Regelungsdickicht und andererseits eine massive Störung des Grundsatzes „Keine Mehrkosten ohne ein Mehr an Nutzen". Dies schädigt messbar wichtige finanzielle Schutzvorkehrungen der GKV. In der zurückliegenden Dekade ist es zu einem ständigen Ausgabenwachstum gekommen: die GKV-Ausgaben für neue, patentgeschützte Arzneimittel steigen mittlerweile um vier Milliarden Euro pro Jahr. Dabei zeigt die Ausgabenentwicklung auch in anderen Leistungsbereichen deutlich nach oben mit den erwartbaren Folgen. Nach gesetzgeberisch erzwungenem Abbau der Rücklagen der Krankenkassen wird mit Zusatzbeitragssteigerung von durchschnittlich 1,7 Prozent auf 2,5 Prozent für das Jahr 2025 ein Symptom einer zunehmenden Finanzsystembelastung sichtbar. Die 40 % für Sozialabgaben sind vielleicht dauerhaft überschritten.

5.2.2 Mehr Transparenz zum Zusatznutzen, nicht weniger

Ein ursprünglich zentrales Grundanliegen des AMNOG ist, sehr früh Transparenz herzustellen, welchen Mehrwert neue Arzneimittel für Patientinnen und Patienten im Vergleich zu ihrer bisherigen Standardtherapie haben. Die Nutzenbewertung durch den Gemeinsamen Bundesausschuss (G-BA) findet international Beachtung als vorbildliches Verfahren. Wenn die entsprechenden Daten vorliegen, ist sie ein valides Instrument, um den Zusatznutzen eines Wirkstoffs gegenüber der zweckmäßigen Vergleichstherapie (zVT) zu einem bestimmten Zeitpunkt nachzuvollziehen. Die Bewertung ist allerdings ausschließlich ein vertikaler Vergleich mit einer einzigen Vergleichstherapie, sie bietet keine Orientierung im gesamten Therapiegebiet.

Eine Fehlentwicklung in diesem Zusammenhang ist die Forderung nach der Tagesaktualität jeglicher zVT. Es ist unstrittig, dass die zVT dem allgemein anerkannten Stand der medizinischen Erkenntnisse im AWG entsprechen sollte. Jedoch ist weiterhin der Versorgungskontext bei der zVT-Bestimmung zu berücksichtigen. Insbesondere ist eine kurzfristige Aktualisierung der zVT von laufenden Nutzenbewertungen mit der Möglichkeit abzuwägen, eine evidenzbasierte Einordnung des neuen Arzneimittels im Therapiealgorithmus gegenüber dem bisherigen Therapiestandard vorzunehmen.

Auch nach 13 Jahren ist es weiterhin nicht möglich, die teilweise rasche Dynamik innerhalb eines Therapiegebietes zeitnah anhand vergleichender Daten nachzuvollziehen und abzubilden. Damit fehlt zum einen eine Bewertung, welche Therapieoption die Beste in einem Anwendungsgebiet (AWG) ist, und zum anderen, welche Therapiesequenz zu präferieren ist. Hier könnte die Benennung zeitlicher Bewertungscluster einen Ansatz darstellen, um horizontale Vergleiche innerhalb eines AWGs abzubilden. So liegen allein im AWG Prostatakarzinom Anfang 2025 bereits 24 Nutzenbewertungsbeschlüsse für 13 Wirkstoffe vor. Diese werden sowohl in Mono- als auch Kombinationstherapie eingesetzt und wurden zum Zeitpunkt der Bewertung mit dem jeweils definierten Standard verglichen. Einen vergleichenden Überblick über diese Entwicklung zur Verfügung zu stellen, bedeutet eine Herausforderung, würde aber gleichzeitig eine evidenzbasierte Differenzierung ermöglichen und die Transparenz für die Versorgung erhöhen. Indirekte Vergleiche über sogenannte Netzwerkmetaanalysen hatten sich in der Vergangenheit leider als nicht valide durchführbar erwiesen (siehe IQWiG-Berichte – Nr. 1625 und Nr. 1504).

Eine Möglichkeit, um methodisch valide horizontale Vergleiche zu erleichtern, sind sogenannte adaptive Plattform-Studien mit und ohne Randomisierung. Dieses Studiendesign ermöglicht die sukzessive Aufnahme von neuen Wirkstoffen als neue Studienarme in die laufende Datenerhebung. Die technische Realisierbarkeit wird über eine zentrale Forschungsdatenplattform zur Verfügung gestellt, die in kurzer Zeit die jeweils verfügbaren Daten liefert. Durch diesen Ansatz wird ein effizientes Vorgehen umgesetzt, weil es nicht für jeden Vergleich eine separate Kontrollgruppe braucht. Aufgrund einer wiederverwendbaren Infrastruktur, der verringerten Belastung für Studienteilnehmende oder verkürzter Genehmigungsprozesse stellen Plattformstudien einen attraktiven Ansatz dar, ein vertieftes Verständnis von den Therapiealternativen in einem AWG zu erhalten. Insbesondere zeitnahe Zwischenanalysen erlauben schnelle Rückschlüsse, ob eine Behandlung erfolgversprechend sein wird.

Ein weiterer Ansatz, um die Informationsfunktion des AMNOG zu stärken, ist die Berücksichtigung indirekter Vergleiche in Konstellationen, in denen diese die bestverfügbare Evidenz darstellen. Noch immer scheitert die Abbildung von Evidenz in Nutzenbewertungsverfahren häufig an der Abwesenheit von RCTs. Indirekte Vergleiche könnten an dieser Stelle zur Evidenzgenerierung beitragen und mehr Transparenz herstellen. Diese wurden allerdings nur sehr selten zur Nutzenbewertung vorgelegt und konnten meist aufgrund erheblicher Mängel nicht herangezogen werden. Werden eng am IQWIG-Methodenpapier orientierte indirekte Vergleiche vorgelegt und stellen diese tatsächlich die best-verfügbare Evidenz im AWG dar, werden diese auch als Grundlage für Beschlüsse akzeptiert. Exemplarisch kann dafür Nivolumab beim malignen Melanom genannt werden. In Ermangelung direkt vergleichender Evidenz hat der Unternehmer dort einen adjustierten indirekten Vergleich vorgelegt, auf dessen Basis ein Zusatznutzen festgestellt wurde.

5.2.3 Robuste Evidenz und geeignete Datengrundlagen für die Preisbildung

Der Trend zu immer früheren Zulassungen mit unreifen Daten ist eine Herausforderung. Die AMNOG-immanente nutzengerechte Preisdifferenzierung erfordert allerdings das Gegenteil, eine robuste und aussagekräftige Informationsbasis. Gegenmaßnahmen zur Evidenzerosion aus dem Zulassungsprozess sind allerdings zu schwach: Die anwendungsbegleitende Datenerhebung (AbD) ist bisher der einzige verbindliche Weg, um fehlende vergleichende Daten zum Zweck der Nutzenbewertung zu fordern. Leider muss man feststellen, dass die AbD nur in wenigen Fällen greift und mit einem sehr späten Beginn der Datenerhebung einhergeht. In der Folge stehen vergleichende Daten erst sehr spät im AMNOG zur Verfügung. Bisher konnte keine Preisverhandlung auf der Grundlage eines AbD-basierten Beschlusses zur Nutzenbewertung geführt werden.

Das angekündigte Registergesetz, das die deutsche Registerlandschaft zu einem (auch standortrelevanten) Leuchtturm in der Evidenzgenerierung für den deutschen wie europäischen Gesundheitsdatenraum mit indikationsspezifischen Registern ausbauen könnte, ist ausgeblieben. Dennoch sollte man an diesem Vorhaben festhalten: Der Aufbau einer Indikationsregisterlandschaft würde ermöglichen, in Deutschland Evidenz für alle Patientengruppen zu generieren und eine Preisdifferenzierung nach nachgewiesenem Nutzen in der Versorgung vorzunehmen. Auch der Verfügbarkeit der GKV-Versicherten-Daten durch das Gesundheitsdatennutzengesetzes (GDNG) zu Gunsten der kommerziellen Forschung steht bisher keine entsprechende Datenquelle für die AMNOG-Erstattungsbetragsverhandlungen gegenüber. Der GKV-Spitzenverband ist für den Zugang zu den GKV-Daten auf einen umständlichen Antrag beim Forschungsdatenzentrum (FDZ) mit bisher weiterhin nicht geregelten Fristen verwiesen; hier ist eine den vielfältigen gesetzlichen Aufgaben des GKV-Spitzenverbandes gerecht werdende Nutzungsform vorzusehen.

Mit dem GDNG sollte der Weg hin zu einem deutschen Gesundheitsdatenraum als Teil eines Europäischen Gesundheitsdatenraums eingeschlagen werden. Bisher wird dieser Weg allerdings nur einseitig gegangen, denn durch das GDNG wurden nur die GKV-Daten der Öffentlichkeit zur Verfügung gestellt. Soll der nationale wie europäische Datenraum tatsächlich auch dazu beitragen Versorgung zu verbessern, müssen auch andere Datenquellen wie die öffentlich-finanzierte und private Grundlagenforschung, die kommerzielle Entwicklungsforschung oder Datenspenden aus Wearables und Gesundheits-Apps einen Beitrag leisten können.

In Bezug auf die Etablierung der europäischen Nutzenbewertung müssen weitere Schwächungen der Evidenzbasis verhindert werden. Auch die EU-HTA muss die einer Bewertung zugrundeliegende Evidenz transparent darstellen. Sorgen bereitet aktuell, dass Pharmahersteller beantragen können, bestimmte Inhalte der europäischen Bewertungen und Dossiers zu schwärzen, wenn sie diese als vertraulich erachten, und begründen, warum es sich dabei um vertrauliche Geschäftsinformationen handelt. Noch ist unklar, was als vertraulich behandelt werden wird. Wenn Unternehmer unter dem Deckmantel der Vertraulichkeit auch unliebsame Studienergebnisse oder Studienmethodik verstecken können, dann nimmt das Transparenzprinzip schweren Schaden.

Die sich etablierende europäische Nutzenbewertung bietet auch Chancen, die HTA-Evidenzforderungen z. B. für privilegierte Zulassungen aktiv mitzugestalten, und Synergien zwischen EMA und HTA besser zu nutzen. Eine Möglichkeit sind konfirmatorische Studien parallel zu einer privilegierten Zulassung, um damit eine frühe Zulassung basierend auf Surrogatendpunkten aufgrund ungedeckter medizinischer Bedarfe durch einen zeitnahen Beleg eines klinischen Nutzens zu flankieren.

Für Orphan Drugs sind aber nationale Maßnahmen notwendig, um robuste Evidenz zu fördern: Aktuell wird bereits vor der Nutzenbewertung ein fiktiver Zusatznutzen ausgesprochen. Allerdings hat sich gezeigt, dass dieses Vorgehen bei genauerer Betrachtung einen unangemessenen Vertrauensvorschuss auf die Wirksamkeit dieser Arzneimittel darstellt, der zu oft nicht eingelöst wird. Damit wird das übergeordnete Prinzip des AMNOG, Transparenz zum Zusatznutzen gegenüber der zweckmäßigen Vergleichstherapie herzustellen, nicht erreicht. Vor diesem Hintergrund war die Senkung der Umsatzschwelle für die Vollbewertung von Orphan Drug durch das GKV-FinStG ein Schritt in die richtige Richtung. Im Ergebnis braucht es eine Vollbewertung aller Arzneimittel für seltene Leiden, um Transparenz über die Evidenz herzustellen und die bestmögliche Therapieentscheidungen zu stützen.

5.2.4 AMNOG – Mehrausgaben für fehlenden Zusatznutzen nicht gerechtfertigt

Vom Grundsatz „keine Mehrkosten ohne ein Mehr an Nutzen" ist durch Gesetzgebung und Schiedsstellenentscheidungen zu wenig übriggeblieben. Die Folge ist förmlich eine Umkehrung: Die GKV gibt deutlich zu viel für Wirkstoffe ohne Zusatznutzen aus. Im ursprünglichen AMNOG war eine feste Preisobergrenze vorgesehen, die die Therapiekosten eines Arzneimittels ohne Zusatznutzen auf die Kosten der (wirtschaftlichsten) Standardtherapie begrenzte. Mittlerweile zeigt sich deutlich, dass es nicht bei Einzelfällen bleibt, sondern diese Preisobergrenze regelhaft überschritten wird. Eine weitere Ursache für die evidenzferne aber dafür stetig ansteigende Vergütung für Arzneimittel ohne Zusatznutzen ist die „Selbstreferenzierung" der patentgeschützten Arzneimittel untereinander: Orphan Drugs mit fingiertem Zusatznutzen und Arzneimittel mit beträchtlichem bzw. erheblichem Zusatznutzen erhalten hohe Erstattungsbeträge, werden immer schneller als neue Standardtherapie im Rahmen der zVT bestimmt und damit zur neuen und höheren Preisobergrenze. Arzneimittel können damit, obwohl für sie zum Teil niemals nennenswerte Evidenz generiert wird, Preise durchsetzen, die denen von innovativen Arzneimitteln entsprechen. Dies ist nicht nur innovationsfeindlich. Wenn zu hohe Preise für Scheininnovationen realisiert werden, kommt die Belastbarkeit der GKV-Versichertengemeinschaft an ihre Grenzen.

5.2.5 FinStG und MFG – Zwei Schritte vorwärts, und zu viele Schritte zurück

Das Einziehen der Leitplanken durch das GKV-Finanzstabilisierungsgesetz (GKVFinstG) im Jahr 2022 sollte einen Preisabstand zwischen Arzneimitteln ohne bzw. mit schwachem Zusatznutzen zu Arzneimitteln mit erheblichem bzw. beträchtlichem Zusatznutzen gewährleisten. Diese Neuregelung war für die Preisstabilisierung angebracht und auch im Innovationswettbewerb anreizrichtig. Allerdings ist aufgrund der eher längerfristigen Wirksamkeit (über „Zweit – und Drittrundeneffekte") ihr aktueller Beitrag zur Finanzstabilisierung schwach. Mit dem Medizinforschungsgesetz (MFG) teil-demontiert der Gesetzgeber die Leitplanken aber auch schon wieder: Eine auf bestimmten Nachweisen der Industrie basierende „Leitplanken-Ausnahme" führt nicht nur zur weiteren Komplexitätssteigerung in der Verhandlung. Über nun wieder steigende Preise trotz fehlenden Innovationsnachweises wird letztlich nur eine Standortförderung mit GKV-Geldern betrieben. Auch die mit dem GKVFinStG eingeführten Preis-Mengen-Regelungen („Mengenrabatte"), ein erwiesenermaßen wirksames und ökonomisch etabliertes Instrument wurden durch die Schiedsstelle kleingehalten (Cemiplimab, Verfahren Nr. 25 P 51–22; Dapagliflozin, Verfahren Nr. 5 P 7–24). In zwei grundlegenden Entscheidungen marginalisierte die Schiedsstelle das potentielle Einsparvolumen dieses in anderen Ländern deutlich zur Finanzstabilität der Gesundheitssysteme beitragenden Instrumentes. Die Kombiabschläge abzielend auf den kostenträchtigen aber zumeist unbewerteten gemeinsamen Einsatz von neuen Wirkstoffen müssen sich jetzt mit Inkrafttreten der Umsetzungsregelungen in ihrer Wirkung beweisen.

Das GKV-FinStG schuf damit zwar gute Instrumente aber die tatsächlichen Einsparungen blieben deutlich unter denen vom Gesetzgeber vorgesehenen. Dies bestätigt auch der zweite Evaluationsbericht zum GKV-FinStG an die Bundesregierung.[41] Vor diesem Hintergrund ist das Narrativ der Industrie von einer „Belastung" durch das GKV-FinStG und der Notwendigkeit weiterer Flexibilisierungen im AMNOG nicht nachvollziehbar. Mit dem Medizinforschungsgesetz wurde das Transparenzprinzip durch die Option eines vertraulichen Erstattungsbetrages noch weiter relativiert. In der Arztpraxis und in der Apotheke sind Preisvergleiche nur noch eingeschränkt möglich. Hersteller von ähnlichen neuen Arzneimitteln können sich bei Markteinführung nur am Schaufensterpreis des Vorgängerproduktes orientieren.

41 www.bundesgesundheitsministerium.de/fileadmin/Dateien/5_Publikationen/Gesundheit/Berichte/Evaluationsbericht_IGES_20241206_-barrierefrei.pdf

5.2.6 Handlungsbedarf – Reduktion von Komplexität und Ausgaben

In den letzten Jahren wurde das AMNOG komplexer, aber nicht wirksamer. Die industrieseitigen Forderungen nach weiteren Flexibilisierungen der frühen Nutzenbewertung und Preisverhandlungen sind in Wahrheit der Startpunkt für weitere Strukturauflösungen und ungezügelte Ausgabensteigerungen. Es ist aber Zeit, dass die Hersteller einen Beitrag zur Stabilisierung der Kassenfinanzen leisten.

Ausgangspunkt ist, dass der herausragend schnelle und umfassende Zugang in Deutschland zu neuen Arzneimitteln erhalten bleiben soll (siehe die Statistik des europäischen Pharmaverbandes EFPIA). Dies ist ein Wert sowohl für die Patientinnen und Patienten als auch die Industrie. Dafür braucht es aber den Mut wieder hin zu mehr Transparenz und einer echten nutzenorientierten Preisdifferenzierung. Die Evidenzgenerierung für eine mehrwertadäquate Vergütung ist in Zeiten immer schnellerer Zulassungen durch den Ausbau der Registerlandschaft, auf eine robuste Grundlage zu stellen. Arzneimittel ohne nachgewiesenen Zusatznutzen müssen wieder einen Preisabstand zu Innovationen aufweisen. Die Kombiabschläge sind umzusetzen und zu stützen. Das Orphan Drug-Zusatznutzenprivileg muss weg. Auf diesem Weg ist die Regelungskomplexität bei den AMNOG-Preisverhandlungen zu reduzieren. Wir benötigen keine Ausnahmen von der Ausnahme, sondern stringente und klare Preisbildungsinstrumente. Auch mit der vormals bestehenden Preistransparenz konnte Deutschland sich im internationalen Vergleich hervortun, diesen Zustand gilt es wieder herzustellen.

Mit der aktuell steigenden Zusatzbeitragsbelastung als einem Symptom der zunehmenden Finanzdestabilisierung der GKV bleibt zudem nichts anderes übrig als zugleich schnellwirksame Einsparinstrumente zu fordern. Der Gesetzgeber muss die Mengen-Rabatte zur effektiven Finanzstabilisierung und zur schnell wirksamen Ausgabendämpfung aktivieren. Dies wird jedoch nicht ausreichen. Es gilt bereits 2025 den Herstellerabschlag erneut zu erhöhen und die Mehrwertsteuer auf Arzneimittel unmittelbar zur Entlastung der GKV abzusenken.

5.3 Innovationsförderung und Kostendämpfung: Ein Widerspruch? Die Perspektive der AMNOG-Schiedsstelle

Prof. Dr. iur. Sebastian Kluckert, Öffentliches Recht, insb. Öffentliches Wirtschafts- und Sozialrecht, Bergische Universität Wuppertal und Vorsitzender der Schiedsstelle nach § 130b Abs. 5 SGB V

Von den Gesamtausgaben der gesetzlichen Krankenversicherung (GKV) im Jahr 2024 in Höhe von 306,4 Mrd. Euro entfielen 50,2 Mrd. Euro auf Arzneimittel.[42] Prozentual liegt demnach der Anteil der Arzneimittelausgaben bei 16,4 Prozent. Betrachtet man die Entwicklung der Arzneimittelausgaben über die Jahre können – absolut gesehen – beachtliche Steigerungen festgestellt werden. So wurden im Jahr 2018 „nur" 38,7 Mrd. Euro aufgewendet.[43] Setzt man diese Zahl ins Verhältnis zu den GKV-Gesamtausgaben des Jahres 2018 in Höhe von 239,3 Mrd. Euro,[44] so ist der auf Arzneimittel entfallende prozentuale Anteil nahezu gleichgeblieben. Dieses relative Gesamtbild zeigt sich auch in einer Aufstellung des Statistischen Bundesamtes, die den Anteil der Ausgaben für Arzneimittel aus Apotheken an den Gesamtausgaben der GKV über einen Zeitraum von 2002 bis 2022 abbildet. Danach schwankt der Gesamtausgabenanteil um einen Wert von 15 Prozent und entwickele sich von 15,6 Prozent (2002) bis hin zu 13,4 Prozent (2022). Aus diesen Zahlen kann entnommen werden, dass die Arzneimittel keinen finanziell besonders auffälligen Versorgungsbereich (vgl. § 27 Abs. 1 SGB V) innerhalb der Leistungsart der Krankenbehandlung (§ 11 Abs. 1 Nr. 4 SGB V) darstellen. Im Tortendiagramm bleibt über die Jahre das Stück der Arzneimittelausgaben annähernd gleich groß. Dies gilt allerdings in Ansehung der vom Gesetzgeber fortentwickelten und neu implementierten Kostendämpfungsmaßnahmen im Arzneimittelsektor, da auch andere Leistungssektoren nicht von Kostendämpfungsmaßnahmen verschont geblieben sind.

Gesamtbild der Entwicklungen und Parameter beachten/Finanzierungsverantwortungen klären

Blickt man allerdings auf Ausgabeentwicklungen, dürfen andere Entwicklungen und Parameter der GKV nicht außer Betracht bleiben, um nicht vorschnell Vergütungshöhen, Mengenausweitungen oder den medizinischen Fortschritt einseitig als Hauptverursacher auszumachen. Unter anderem ist dabei in den Blick zu nehmen, dass nicht nur die Ausgaben, sondern auch die Einnahmen der GKV (Gesundheitsfonds) von 2018 bis 2023 um 26 Prozent gestiegen sind.[45] Ferner sind in dem vorstehenden Zeitraum knapp 1,5 Mio. Versicherte zusätzlich in die Versichertengemeinschaft aufgenommen worden. Im Vergleich zum Jahr 2014 sind sogar knapp 4 Mio. Versicherte zusätzlich in der GKV zu verzeich-

---

42 vdek-Berechnung, abrufbar unter: www.vdek.com/presse/daten/d_ausgaben_arzneimittel.html.

43 https://de.statista.com/statistik/daten/studie/152841/umfrage/arzneimittelausgaben-der-gesetzlichen-krankenversicherung-seit-1999/.

44 www.bundesgesundheitsministerium.de/presse/pressemitteilungen/2019/1-quartal/finanzergebnisse-2018.html.

45 www.vdek.com/content/dam/vdeksite/vdek/daten/einnahmen-ausgaben/gkv_einnahmen_ausgaben_2009_2023_1.jpg

nen.[46] Es bringt daher wenig, wenn alarmistisch einzelne Kennzahlen angeführt werden, ohne das relativierende Gesamtbild in den Blick zu nehmen. Dies gilt insbesondere dann, wenn Teile dieses Gesamtbildes aus politischen Gründen gerne ausgeblendet werden. Es sollte – mindestens im Sinne einer Good Governance – jedenfalls und beispielsweise nicht die vornehmliche Aufgabe der Systembeteiligten des Gesundheitswesens sein, durch höhere Versicherungsbeiträge, Leistungsbegrenzungen und/oder geringere Vergütungen diejenigen Lücken zu schließen, die aus der in übergeordneten Regelungssystemen beschlossenen Migrations- und Flüchtlingspolitik resultieren. Bei diesen Lücken handelt es sich nicht um echte Finanzierungsprobleme der Krankenversicherung. Hier steht der Gesamtstaat in der Finanzierungsverantwortung. Diese krankheitskostenbezogene Finanzierungsverantwortung wird aber von den politischen Entscheidungsträgern gerne in den Bereich der Sozialversicherung ausgelagert. Diese gilt insgesamt für einen Strauß von Leistungen, die mit dem Attribut „versicherungsfremd" versehen werden, um zu kennzeichnen, dass sie eher sozial- oder gesellschaftspolitischen Zwecken dienen und nicht direkt mit dem eigentlichen Versicherungszweck – der Absicherung gegen Krankheitskosten – zusammenhängen. Auch wenn naturgemäß die Identifizierung solcher versicherungsfremden Leistungen Abgrenzungsfragen aufwirft, reicht der Bundeszuschuss zur pauschalen Abgeltung der Aufwendungen der Krankenkassen für versicherungsfremde Leistungen in Höhe von 14,5 Mrd. Euro p. a. (§ 221 Abs. 1 SGB V) bei weitem nicht aus, um die betreffenden Ausgaben zu decken. So geht eine von der Krankenkasse IKK gesund plus in Auftrag gegebenen Untersuchung zur Identifizierung und Quantifizierung von versicherungsfremden Leistungen in der GKV für das Versicherungsjahr 2023 von Ausgaben für versicherungsfremde Leistungen in Höhe von knapp 60 Mrd. Euro aus.[47]

Bevor die Frage aufgeworfen wird, wie viel Innovation sich eine solidarisch finanzierte Krankenversicherung (noch) leisten kann, sollte die Politik sich hinsichtlich der Verantwortungsbereiche von Steuerstaat und Beitragsstaat ehrlich machen. Zugegebenermaßen nützt dieser Appell den betriebswirtschaftlich Verantwortlichen der Krankenkassen oder ihrer Verbände allerdings nichts. Es ist daher nur verständlich, dass sie sich darauf konzentrieren, Finanzierungslücken mit den Instrumenten des Leistungs- und Leistungserbringungsrechts zu vermeiden oder zu schließen oder – mit Blick auf die Erfolgsaussichten – von der Politik vornehmlich in diesen Steuerungsbereichen Reformen einfordern.

Rückläufiger Versorgungsanteil patentgeschützter Arzneimittel

Innerhalb des Arzneimittelbereichs kann zwischen patentgeschützten und nichtpatentgeschützten Arzneimitteln unterschieden werden. Abhängig von der Quelle wird der Ausgabenanteil patentgeschützter Arzneimittel an den Arzneimittelgesamtausgaben der GKV mit knapp unter oder knapp über 50 Prozent angegeben. Dieser Ausgabenanteil ist in den

46 Vgl. zur Entwicklung der Mitglieder und Versicherten der gesetzlichen Krankenversicherung, insbesondere der Jahresdurchschnitte, die Aufstellungen des BMG auf der Internetseite www.bundesgesundheitsministerium.de/themen/krankenversicherung/zahlen-und-fakten-zur-krankenversicherung/mitglieder-und-versicherte.html.

47 www.ikkev.de/presse/pressemitteilungen/details/rekordniveau-bei-versicherungsfremden-leistungen-in-der-gesetzlichen-krankenversicherung/?

vergangenen Jahren annähernd gleichgeblieben. Allerdings ist der Versorgungsanteil der patentgeschützten Arzneimittel von 2014 bis 2023 um ca. 40 Prozent zurückgegangen.[48] Der annähernd gleichgebliebene Ausgabenanteil folgt aus dem Umstand, dass das Preisniveau in dem von Marktexklusivität geprägten Segment angestiegen ist. Allerdings kann in einer gesundheitspolitischen Betrachtung nicht angenommen werden, dass größere Rückgänge beim Versorgungsanteil innovativer Arzneimittel automatisch im gleichen Maßstab zu Einsparungen bei den Kostenträgern führen müssten. Denn es ist auch zu beachten, dass ein Land wie die Bundesrepublik Deutschland, das zu den wirtschaftlichen Riesen dieser Welt zählt, am Ende einen seiner Wirtschaftskraft entsprechenden finanziellen Beitrag in absoluten Größen zu leisten hat, wenn es sich weiterhin für Unternehmen lohnen soll, neue Wirkstoffe zu entdecken und in die Versorgung zu bringen. Eine für Schwellen- und Entwicklungsländer mehr oder weniger noch verzeihbare Trittbrettfahrermentalität entspräche hier nicht der globalen Verantwortung Deutschlands. Jedoch kann man – hoffentlich gesundheitsökonomisch informiert – darüber diskutieren, ob Deutschlands absoluter Beitrag zur globalen Amortisation von Forschungs- und Entwicklungskosten zu hoch, gerade richtig oder zu klein ist.

Kostendämpfungsfunktion des AMNOG-Verfahrens

Mit dem sog. „AMNOG-Verfahren" (vgl. §§ 35a, 130b SGB V) existiert ein spezielles Regelungsinstrumentarium für Arzneimittel mit neuen Wirkstoffen, d. h. für Innovationen im Arzneimittelsektor. Wenngleich dieses Regelungsinstrumentarium im Ausgangspunkt nur der „fairen", nach dem Willen des Gesetzgebers an der Innovationskraft orientierten (zusatznutzenbasierten) Bepreisung in einem Marktsegment dient, das aufgrund von Schutzrechten durch fehlenden bzw. nicht ausreichenden Wettbewerb gekennzeichneten ist, war dem AMNOG-Verfahren eine Kostendämpfungsfunktion von Anfang an beigelegt worden. So wurde bereits im Entwurf des Arzneimittelmarktneuordnungsgesetzes (2010) als Auswirkung des AMNOG-Verfahrens verlautbart, dass die zusatznutzenbasierte Preisverhandlung den Kostenanstieg bei der Versorgung mit Arzneimitteln mit neuen Wirkstoffen nachhaltig verringern würde.[49] Allerdings beschreibt der Gesetzgeber damit einen für die Gesamtsaldierung erwarteten finanziellen Effekt. Dies sollte keinesfalls damit verwechseln werden, dass die Ermittlung des fairen Preises im konkreten Einzelfall von Kostendämpfungszielen überlagert sei. Weil das grundsätzlich nicht so ist, muss ein Erstattungsbetrag nicht auf den anfangs vom pharmazeutischen Unternehmer freigewählten Listenpreis beschränkt bleiben. Vielmehr können positive Nutzenbewertungen und hochpreisige Vergleichstherapien auch zu Erstattungsbeträgen führen, die über der ursprünglichen Erlöserwartung des pharmazeutischen Unternehmers liegen. Im Gegenzug ist dafür die Fallhöhe nicht begrenzt, wenn sehr negativ ausfallende Nutzenbewertungen für ein neues Produkt und sehr günstige zweckmäßige Vergleichstherapien zusammentreffen.

48 www.aok.de/pp/gg/update/arzneimittelmarkt/.
49 BT-Drucks. 484/10 (neu), S. 60.

Eine Überlagerung der Preisfindung durch den Gesichtspunkt der Kostendämpfung erfolgt allerdings in zunehmendem Maße mittelbar, wenn der Gesetzgeber die Preisfindung für Schrittinnovationen durch sog. Leitplanken beschränkt, die gerade mit dem Ziel der Kostendämpfung aufgestellt wurden und für die Vertragsparteien bzw. die Schiedsstelle verbindlich sind. Ist für ein Arzneimittel, das nach dem Nutzenbewertungsbeschluss des G-BA einen nicht quantifizierbaren oder geringen Zusatznutzen hat, ein patent- oder unterlagengeschütztes Arzneimittel als zweckmäßige Vergleichstherapie benannt, ist ein Erstattungsbetrag zu vereinbaren, der nicht zu höheren Jahrestherapiekosten führt als die zweckmäßige Vergleichstherapie (§ 130b Abs. 3 Satz 5 SGB V). Seit dem Inkrafttreten des GKV-Finanzstabilisierungsgesetzes Ende 2022 vergütet die GKV den vom pharmazeutischen Unternehmer innovativ geschaffenen oder entdeckten kleinen Versorgungsmehrwert nicht mehr zusätzlich. Abweichend davon ermöglicht nun das Medizinforschungsgesetz vom 29.10.2024 eine auf drei Jahre angelegte Zusatznutzenmonetarisierung, wenn die einschlägigen klinischen Prüfungen zu einem relevanten Anteil in Deutschland durchgeführt wurden (§ 130b Abs. 3 Satz 11, 12 SGB V). Um sich die Zusatznutzenmonetarisierung über einen längeren Zeitraum zu sichern, muss der pharmazeutische Unternehmer eine Arzneimittelforschungsabteilung und zusätzliche relevante eigene Projekte und Kooperationen mit öffentlichen Einrichtungen in präklinischer oder klinischer Arzneimittelforschung in Deutschland nachweisen. Auf den ersten Blick werden danach die Finanzmittel der GKV zu Mitteln der Standortförderung. Auf den zweiten Blick wird aber deutlich, dass eigentlich nur der Normalzustand wiederhergestellt wird, nach dem Innovationen in der Medizin finanziell belohnt werden.

Kostendämpfung und Arzneimittelinnovation: ein Spannungsverhältnis, kein Widerspruch

Die vorliegende Ausgabe des DAK-AMNOG-Reports widmet sich ausweislich seines Titels der zugespitzten Fragestellung, ob Arzneimittelinnovationen und Kostendämpfung im Widerspruch stehen (müssen). Mit Blick auf die durch das Institut des Patent- und Unterlagenschutzes vermittelte Monopolstellung sind Instrumente der Preisregulierung nicht notwendigerweise Ausdruck sozialistischen Denkens, sondern unter wohlfahrtökonomischen Gesichtspunkten auch Hausgut einer Marktwirtschaft. Je größer die sog. „Sunk Cost" sind, die bei bestimmten Produkten (z. B. Arzneimitteln) mit dem Hervorbringen einer Innovation verbunden sind (hier fallen insbesondere Forschungs- und Entwicklungskosten von nicht auf den Markt gebrachten Produkten ins Gewicht), umso größer muss bei einem marktfähig gemachten Produkt die „Monopolistenrendite" ausfallen, um das System stetiger Suche nach Neuem am Laufen zu halten. Das Problem ist nur, dass auf globalen Märkten niemand genau durchschaut, wo ein echter und nicht nur behaupteter Kipppunkt erreicht wird – und sei es auch nur wegen der Preisreferenzierung in anderen Ländern.

Kostendämpfende Preisregulierung und Innovationskraft stehen daher regelmäßig nicht in einem Widerspruch, in welchem zwei Aussagen oder Positionen sich gegenseitig ausschließen, mithin nicht gleichzeitig wahr sein können. Vielmehr handelt es sich um ein Spannungsverhältnis, das eine Beziehung zwischen zwei Polen oder Prinzipien kennzeichnet, die zwar gegensätzlich, aber nicht unbedingt unvereinbar sind. Spannungsverhältnisse lassen sich im Regelfall nicht vollständig aufheben bzw. lösen, sondern sie müssen permanent ausbalanciert werden.

Kostendämpfung und Arzneimittelinnovation: ein rechtlicher und praktischer Balanceakt

Das Ausbalancieren von gegenläufigen Rechtspositionen und Interessen ist eine Kernaufgabe des Rechts. Folglich leistet auch die deutsche (Verfassungs-)Rechtsordnung dazu einen Beitrag, einen Ausgleich zwischen Kostendämpfung und Innovation im Bereich der GKV herzustellen. In der rechtsgutsbezogenen Betrachtung des Juristen treten Kostendämpfung und Innovation jedoch nicht gegeneinander an. Das Ziel der Kostendämpfung aktiviert vielmehr das rechtlich geschützte Interesse der Sicherung der finanziellen Stabilität und damit der Funktionsfähigkeit der GKV; dieses Interesse umfasst nach der Rechtsprechung des Bundesverfassungsgerichts auch die Beitrags(satz)stabilität. Die Preisgestaltung von pharmazeutischen Unternehmern hinsichtlich innovativer Arzneimittel ist dagegen von der Berufsfreiheit (Art. 12 Abs. 1 GG) geschützt. Zudem können die vom Preis vermittelten Folgen für die Verfügbarkeit eines Arzneimittels das Grundrecht der Versicherten auf Leben und körperliche Unversehrtheit (Art. 2 Abs. 2 Satz 1 GG) berühren. In dem Raum zwischen Untermaß- und Übermaß hat der Gesetzgeber und ggf. die auf gesetzlicher Grundlage agierende Selbstverwaltung einen Handlungsspielraum. Der Umstand, dass die finanzielle Stabilität und Funktionsfähigkeit der GKV ein objektives Rechtsgut sind, bringt es mit sich, dass niemand ein Mehr an Kostendämpfung einklagen kann. Auf der anderen Seite ist die subjektive Rechtsposition der pharmazeutischen Unternehmer (Grundrecht der Berufsfreiheit) nach der Rechtsprechung des Bundesverfassungsgerichts auf den ersten Blick nicht sehr stark. Da das Ziel der Sicherung der finanziellen Stabilität der GKV als ein überragend wichtiger Gemeinschaftsbelang anerkennt wird,[50] werden einzelne Kostendämpfungsmaßnahmen mitunter auch noch dann als verhältnismäßig angesehen, wenn sie für *einzelne* pharmazeutische Unternehmer (z. B. mit kleiner Produktpalette) existenzgefährdend sind.[51]

Das tatsächliche Ausbalancieren des Spannungsverhältnisses durch die verfassungsrechtliche Rahmenordnung vollzieht sich daher in der Praxis diffiziler. Die Berufsfreiheit vermag zwar nach der skizzierten Rechtsprechung einem Leistungserbringer bzw. Anbieter kaum einen bestimmten Mindestpreis im GKV-System zu garantieren. Sie schützt ihn allerdings davor, überhaupt Leistungserbringer oder Anbieter zu sein. Gerade dort, wo teure Arzneimittelinnovationen im Bereich der ATMPs eine messbaren Gesamtbelastung des Systems auslösen würden, weil sie zugleich auf eine größere Patientenpopulation stoßen, zeitigt ein Opt-out vom deutschen Markt große politische Implikationen. Letztlich zeigt sich, dass das Spannungsverhältnis zwischen Kostendämpfung und Verfügbarkeit von Arzneimittelinnovationen in Deutschland nicht in einem statischen Gleichgewicht gelöst werden kann, sondern einer fortlaufenden Anpassung und Abwägung unterliegt. Das

50 BVerfG, Urt. v. 13.9.2005 – 2 BvF 2/03, juris Rn. 239 = BVerfGE 114, 196; Urt. v. 10.6.2009 – 1 BvR 706/08 u. a., juris Rn. 233 = BVerfGE 123, 186.
51 Vgl. BVerfG, NJW 2014, 2340 (2341 Rn. 34).

Ausbalancieren kann somit in der Praxis ein mehrstufiger, komplexer, zeitintensiver und schmerzhafter Prozess sein.

Zur Vermeidung unnötiger Zeitverluste und Schmerzen ist es umso bedeutsamer, dass den finanziellen Herausforderungen durch innovative Arzneimittel auch flexibel durch innovative Formen des Erstattungsbetrags begegnet werden kann. Nicht nur der in der Vergangenheit betriebene und vorfinanzierte Forschungs- und Entwicklungsaufwand, sondern auch die im konkreten Anwendungsfall entstehenden Kosten der gezielten Herstellung einer neuartigen Arzneimitteltherapie für eine bestimmte Person sind teilweise erheblich. Daher ist klar, dass bestimmte Innovationen (z. B. Zell- und Gentherapien) in ihren Anwendungsgebieten nicht zu den Kosten bisher eingesetzter Fertigarzneimittel verfügbar sein werden. Ebenso lässt sich aufgrund der häufig noch unzureichenden Evidenzbasis, gerade bei Orphan Drugs mit privilegierter Zusatznutzenzuerkennung (§ 35a Abs. 1 Satz 11 SGB V, § 5 Abs. 8 AM-NutzenV), noch keine belastbare Einschätzung darüber treffen, bei wie vielen Patienten, in welchem Umfang und über welchen Zeitraum eine therapeutisch relevante Wirkung der Innovation zu erwarten ist. Das schwerwiegendste Szenario für die GKV ergibt sich, wenn für eine neuartige Einmaltherapie ein hoher Erstattungsbetrag aufgewendet werden muss, sich jedoch kurz nach der Anwendung ein Therapieversagen einstellt.

Erstattungsmodelle, die darauf hinauslaufen, mit hinzugewonnener Evidenz einen (ex-post) am Anfang viel zu hoch oder viel zu niedrig festgelegten Erstattungsbetrag mit Wirkung für zukünftige Verordnungen anzupassen, werden entweder auf Seiten der Krankenkassen oder auf Seiten der pharmazeutischen Unternehmer kaum Akzeptanz erhalten. Es bedarf daher rechtlicher und technischer Vorkehrungen, um Rückzahlungen im Falle eines definierbaren Therapieversagens auch noch über lange Zeiträume und auch im Falle eines Kassenwechsels abwickeln zu können. Dann wären echte Erfolgspreise möglich. Zudem liegen Erstattungsbetragsmodelle in Form von jährlichen Zahlungen auf dem Tisch, die nur bei anhaltendem Erfolg weiterhin fällig werden. Diese Modelle könnten den Parteien einer Erstattungsbetragsvereinbarung oder der Schiedsstelle eine vernünftige Aufteilung des Risikos erlauben. Sie scheitern aber bislang daran, dass ihre Umsetzung in Subsystemen (Risikopool, Klassifikationsmodell des Morbi-RSA, Kontenrahmen und Buchführungsrichtlinien der GKV) nicht ausreichend abgesichert sein könnten.[52] Wenn beispielsweise der Risikopool für jede versicherte Person, deren Jahresausgaben die Schwelle von 100.000 Euro überschreiten, 90 Prozent der darüber hinausgehenden Ausgaben refinanziert, ist es für eine einzelne Krankenkasse betriebswirtschaftlich günstiger, für die Therapie auf einen Schlag einmalig 1 Mio. Euro zu erstatten als dem pharmazeutischen Unternehmer mehrmals 100.000 Euro p. a. zu bezahlen. Dem Gesamtsystem ist damit aber nicht gedient.

52 Allerdings lässt sich gut vertreten, dass diese Subsysteme dem Erstattungsbetrag zu folgen haben und nicht umgekehrt der Erstattungsbetrag den Subsystemen zu folgen hat.

5.4 Innovationsförderung und Kostendämpfung: Ein Widerspruch? Die Perspektive der Kassenärztlichen Bundesvereinigung

Dr. Sibylle Steiner, Mitglied des Vorstands der Kassenärztlichen Bundesvereinigung

5.4.1 Arzneimittelversorgung: Fokus auf Evidenz mehr denn je erforderlich

Ein Blick über den Tellerrand – Wechselwirkungen zwischen Innovation und Wirtschaftlichkeit

Der Blick zurück in die fernere wie jüngere Geschichte zeigt, dass in besonders innovativen Feldern anfangs nahezu immer als scheinbar unumstößliche Wahrheit gilt: Fortschritt und Kostendämpfung sind kaum miteinander vereinbar. So war es bis vor Kurzem auch bei der generativen Künstlichen Intelligenz. Über Jahre hinweg herrschte die Prämisse, dass leistungsstarke KI-Modelle zwangsläufig immense Rechenkapazitäten, hohe Energiekosten und damit hohe Gesamtkosten bedeuten. Das chinesische Start-up DeepSeek hat diese vermeintlich unumstößliche Wahrheit jüngst schlagartig auf den Kopf gestellt. Es hat gezeigt, dass technologischer Fortschritt nicht zwangsläufig mit steigenden Kosten einhergeht, sondern Innovation und Effizienz durchaus Hand in Hand gehen können. Nun ist in mehrerlei Hinsicht bei DeepSeek durchaus Vorsicht geboten, worauf hier nicht weiter eingegangen werden soll.

Vielmehr geht es darum, mögliche Parallelen mit der Debatte in der Arzneimittelversorgung aufzuzeigen, in der schon lange und inzwischen mit zunehmender Brisanz die Frage diskutiert wird, wie sich Innovation und Wirtschaftlichkeit miteinander in Einklang bringen lassen. Diese Fragestellung ist zentral für unser Gesundheitswesen, in dem einerseits moderne Arzneimitteltherapien für eine sich stetig verbessernde und zunehmend individualisierte Patientenversorgung unverzichtbar sind und andererseits die finanzielle Stabilität der solidarisch finanzierten Gesetzlichen Krankenversicherung (GKV) gewahrt bleiben muss.

Das Arzneimittelmarktneuordnungsgesetz (AMNOG) von 2011 sollte darauf Antworten liefern: die Bewertung des Zusatznutzens von innovativen Arzneimitteln im Vergleich zur bisherigen Standardtherapie durch den Gemeinsamen Bundesausschuss (G-BA) und die sich unmittelbar daran anschließenden Verhandlungen des Preises zwischen pharmazeutischem Hersteller und GKV-Spitzenverband sollten genau dieses Gleichgewicht herstellen. Tatsächlich hat es sich dahingehend bewährt, dass das AMNOG-Verfahren gewissermaßen als Bollwerk der Evidenz für eine gute Versorgung trotz einer sich beschleunigenden Kostenspirale wirkt. Allerdings legen schnelle Innovationszyklen sowie kostentreibende Besonderheiten der innovativen Arzneimittel gerade bei der Therapie von Seltenen Erkrankungen zunehmend nahe, eine Reform des AMNOG-Verfahrens anzustoßen.

Grundsätzlich muss für ein sach- und zielgerechtes Austarieren von medizinischem Fortschritt einerseits und Kostenentwicklung andererseits die Versorgungsrelevanz noch stärker zum Tragen kommen. Der Bewertungs- und Verhandlungsrahmen im AMNOG bildet jedoch bisweilen weder Versorgungsrelevanz noch Versorgungsperspektive eines neuen Arzneimittels ausreichend ab, etwa wenn keine ausreichende Datengrundlage vorhanden ist oder klinisch relevante Endpunkte nicht in die Beschlussfassung einbezogen werden. Dies wirkt sich letztlich negativ auf die Akzeptanz der AMNOG-Beschlüsse aus, nicht nur bei Ärztinnen und Ärzten, sondern auch bei ihren Patientinnen und Patienten.

5.4.2 Ansätze zur Verbesserung der Evidenzlage

Die Vertragsärztinnen und Vertragsärzte verordnen ihren Patientinnen und Patienten eine dem Stand der medizinischen Erkenntnisse entsprechende sowie wirtschaftliche, ausreichende, notwendige und zweckmäßige Arzneimitteltherapie. Grundlage hierfür ist eine belastbare Evidenz, um für den konkreten Behandlungsfall neben Wirksamkeit und Sicherheit auch den Zusatznutzen oder Mehrwert eines Arzneimittels im Vergleich zum bisherigen Therapiestandard in der Praxis einschätzen zu können. Gleichzeitig unterliegen diese Verordnungen dem Wirtschaftlichkeitsgebot, was angesichts der asymmetrisch verlaufenden Anstiegskurven von Verordnungszahlen und Preisentwicklung in den vergangenen Jahren zunehmend herausfordernd wird. Der vorliegende Report ist ein weiterer Beleg für diesen Trend.

Um diesem Trend entgegenzuwirken und dem notwendigen Anspruch auf eine belastbare Evidenzlage Rechnung zu tragen, ist ein Umdenken erforderlich. Hierfür liegen die folgenden beiden Ansatzpunkte bei der Gestaltung des AMNOG-Verfahrens nahe: Es erscheint erstens sinnvoll, mit allen Beteiligten eine Diskussion über die Aufrechterhaltung des besonderen Status von Orphan Drugs – Stichwort Zusatznutzenfiktion – anzustoßen. Zweitens sollte die Rolle und Bedeutung der zweckmäßigen Vergleichstherapie (zVT) als Vergleichsbasis für innovative Arzneimittel zukünftig stärker in den Blick genommen werden. Auch wenn grundsätzlich für das Verfahren als erforderlich gilt, die zVT verlässlich und frühzeitig festzulegen, kann es in Einzelfällen sinnvoll sein, sie darüber hinaus dynamisch zu definieren. Dies sollte dazu dienen, die tatsächliche Versorgunglage und damit die in der Praxis etablierten Therapien abzubilden, ebenso wie Innovationen, die innerhalb kürzester Zeit die Evidenzlage neu definieren, zu berücksichtigen. Allerdings ist es für die Vertragsärztinnen und Vertragsärzte wichtig zu betonen, dass durch die Festlegung der zVT selbst keineswegs ein Therapiestandard gesetzt wird, sondern ein Vergleichsstandard bezogen auf das Verfahren der frühen Nutzenbewertung eines neu in den Markt eingeführten Arzneimittels. Es kann jedoch erforderlich sein, die zVT anzupassen, um den aktuellen Therapiestandard und damit die neue Evidenzlage abzubilden. Es ist aber auch eine Vergleichbarkeit der neuen Arzneimittel untereinander notwendig. Dies bedeutet, die Festlegung der zVT sollte dazu beitragen, dass neue Arzneimittel, die das AMNOG-Verfahren durchlaufen, untereinander besser vergleichbar werden. Um dies zu erreichen, sollten gleiche Maßstäbe gelten; das heißt ihr therapeutischer Nutzen sollte anhand derselben zVT bewertet werden können.

Grundlage für solche Überlegungen bildet das gemeinsame Ziel, den Erkenntnisgewinn zu verbessern: Wir benötigen eine bessere Qualität insbesondere von Versorgungsdaten. Dies war dereinst die mit der Einführung des Instruments der Anwendungsbegleitenden Datenerhebungen (AbD) verknüpfte Hoffnung. Diese jedoch hat sich – und das scheint mittlerweile die gemeinsame Auffassung aller Beteiligten zu sein – nicht erfüllt. Der Aufwand übersteigt bei Weitem den Nutzen und die Erkenntnisse aus einer AbD liegen viel zu spät vor. Nicht zuletzt aus diesen beiden Gründen erscheint es wenig effizient, am Instrument der AbD in bisheriger Form festzuhalten.

Stattdessen sollte eine qualitativ hochwertige Dateninfrastruktur aufgebaut werden, um den Vorsprung anderer Länder bei der Nutzung von Versorgungsdaten einzuholen. Hierfür erscheinen registerbasierte RCTs (randomisierte kontrollierte klinische Studien) und Indikationsregister mit Versorgungsdaten besonders sinnvoll. Aktuell erfüllen (normale) Registerdaten nicht die vom IQWiG definierten Qualitätsanforderungen für eine Nutzenbewertung, beispielsweise weil patientenberichtete Endpunkte und unerwünschte Ereignisse nicht in ausreichendem Umfang erhoben wurden. Zugleich sind Forderungen nach Direktzugriff auf Daten in Praxisverwaltungssystemen insbesondere aus Datenschutzgründen sowie zum Schutz des Arzt-Patienten-Verhältnisses abzulehnen. Ärztliche Dokumentationen sowie Dateneingaben wiederum drohen, zusätzlich Zeit zu rauben, die für die Versorgung der Patientinnen und Patienten benötigt wird und ohnehin schon mehr als knapp ist. Allerdings sollte durchaus die unterschiedliche klinische Relevanz erhobener Befunde – wie etwa aus der Bildgebung oder von Laborwerten – stärkere Berücksichtigung finden.

Vielfach ist in diesem Zusammenhang davon die Rede, dass Real World Evidence (RWE) zur Kostendämpfung beitragen könnte, indem etwa die Kosten für das Gesamtsystem noch besser gegen etwaige Folgekosten wie für einen späteren Pflegeheimbedarf mithilfe eines prolongierenden Effekts durch ein Medikament abgewogen werden könnten. Auch die Sekundärdatennutzung von Daten der elektronische Patientenakte (ePA) wird bisweilen in diesem Zusammenhang mit (noch) überzogenen Erwartungen an die Evidenzgenerierung verknüpft. Insgesamt ist die Quantität der Daten bei Weitem nicht ausreichend; erst recht nicht ihre Qualität, da nun einmal – um festzustellen, ob ein Zusatznutzen erfüllt wird – in der vergleichenden Nutzenbewertung die wissenschaftlich valide Vergleichbarkeit eine conditio sine qua non darstellt.

5.4.3 Versorgungsbedarf in der Praxis maßgeblich für therapeutischen Wert eines Arzneimittels

Für ein höheres Maß an Praxistauglichkeit benötigen wir nicht nur mehr und bessere Daten, sondern auch eine Betonung der Aspekte, die für die konkrete Versorgung relevant sind. Dies ist innerhalb des AMNOG-Verfahrens in Zukunft ebenso entscheidend wie die Berücksichtigung weiterer relevanter Kriterien wie zum Beispiel die Krankheitsprävalenz oder die Verfügbarkeit von Therapiealternativen. Vor allem aber kommt der jeweilige Stellenwert des Arzneimittels für die Versorgung bislang in der Frühen Nutzenbewertung zu kurz, da lediglich der Zusatznutzen im Vergleich zu einer bestehenden Therapiealternative bewertet wird. Mitentscheidend sind jedoch auch der Versorgungsbedarf in der Praxis und der therapeutische Wert eines Arzneimittels. Denn es gilt mehr denn je, bei innovativen Arzneimitteln die Versorgungsrelevanz aus dem Datenrauschen herauszufiltern und belastbare Evidenz von bloßen Versprechen zu trennen. Hierfür geht es darum, Studiendaten zu fordern, die eine Bewertung der Evidenz tatsächlich zulassen. Viele Entwicklungen stehen erst noch am Anfang, nicht nur in der Onkologie oder bei Seltenen Erkrankungen, sondern auch im Bereich der sogenannten Volkskrankheiten, zum Beispiel in der Therapie der Alzheimer-Demenz. Der tatsächliche Nutzen – und damit auch der Wert im Sinne der Preisbildung – ist in all seinen potenziellen Dimensionen oftmals nicht allein auf Grundlage früher Studiendaten bewertbar. Vielmehr bedarf es hier auch rascher Anpassungen auf Basis neuer wissenschaftlicher Erkenntnisse.

In diesem Zusammenhang wird vielfach auch eine entsprechend flexible Preisbildung gefordert, um der gegebenenfalls veränderten Evidenz Rechnung zu tragen. Das allein ist jedoch zu kurz gegriffen: Die ärztliche Perspektive ist unverzichtbar, um den Fokus zu weiten und ein umfassendes, scharfes Bild zu erhalten. Die mit der Therapie verbundene Diagnostik ist bei innovativen und potenziell passgenaueren Arzneimitteln oftmals nicht nur aufwändig und komplex und damit kostenintensiv, sie mutet darüber hinaus den Patientinnen und Patienten viel zu. Hier gilt es, Nutzen und Risiken sorgfältig abzuwägen und Patienten effizient durch die Versorgungsebenen zu leiten.

5.4.4 Tempo mit Gründlichkeit und Verantwortungsbewusstsein

Auf der einen Seite steht das Streben, durch Forschung die Therapie von Erkrankungen mit innovativen Arzneimitteln weiter zu verbessern. Darüber hinaus treiben Marktzwänge und technologischer Fortschritt das Innovationstempo der Industrie massiv an, und dank KI und Rechenmodellen dürften sich zukünftig die Innovationszyklen weiter verkürzen und in ihrer Zahl verdichten. Auf der anderen Seite jedoch birgt dieser zeitliche Druck die Herausforderung, den (Mehr-)Nutzen für die Versorgung in den Vordergrund zu stellen und dabei keinesfalls die Entwicklung der Kosten aus dem Blick zu verlieren. Dafür zu sorgen, ist Aufgabe der Gemeinsamen Selbstverwaltung.

Perspektivisch kann auch hierbei der Einsatz von KI hilfreich und beschleunigend wirken: etwa bei der Analyse der Studiendaten oder dem Erkennen von Risiken in der Arzneimittelentwicklung. In der Versorgung wiederum dürfte die Identifikation unerwarteter Wechsel- oder Nebenwirkungen durch KI-gestützte Analyse und Assistenz in naher Zukunft verbessert werden. Dann kann dies dazu beitragen, die Arzneimitteltherapiesicherheit zu steigern und sicherzustellen, dass Innovationen nicht nur theoretisch, das heißt im Setting von klinischen Studien, sondern auch in der praktischen Anwendung einen Mehrwert für die Patientinnen und Patienten bringen.

5.4.5 Gemeinsame Selbstverwaltung bildet den Schlüssel zur zukunftsfesten Versorgung

In diesem Sinn müssen wir mit unseren Partnern in der Gemeinsamen Selbstverwaltung sicherstellen, dass die Arzneimittelversorgung auch in Zukunft qualitativ hochwertig und zugleich wirtschaftlich tragfähig ist. Die Bewertung des Zusatznutzens nehmen wir zusammen mit unseren Selbstverwaltungspartnern im G-BA vor. Die Verantwortung für die Verhandlung von wirtschaftlichen Preisen und Rabatten auf Basis dieser Bewertung indes liegt beim GKV-Spitzenverband beziehungsweise den gesetzlichen Krankenkassen.

Diese kooperative Arbeitsteilung macht die Selbstverwaltung zur Garantin für eine evidenzbasierte sowie wirtschaftliche, ausreichende, notwendige und zweckmäßige Versorgung. Dies ist nicht erst angesichts der schon seit Längerem währenden Entwicklung zu immer spezifischeren, aber auch immer teurer werdenden innovativen Arzneimitteln essenziell. Deshalb fordert die KBV von der Politik, dem Rückbau der Selbstverwaltung in den vergangenen Jahren ein Ende zu setzen und sie endlich wieder zu stärken. Auch zählt bekanntermaßen zu den Forderungen der KBV, die verordnenden Vertragsärztinnen und Vertragsärzte in den Praxen vom Regressrisiko zu befreien. Sie stehen für einen rationalen und indikationsgerechten Einsatz zum Wohle der Patientinnen und Patienten. Die Brisanz dieser Thematik hat sich neben der Vertraulichkeit von Rabattverträgen der Krankenkassen durch Lieferengpässe weiter verschärft. Die Praxen können nicht für Gegebenheiten haftbar gemacht werden, die sie nicht nur nicht beeinflussen, sondern noch nicht einmal transparent erkennen können.

Das eingangs erwähnte Beispiel DeepSeek zeigt noch einen weiteren Aspekt: Innovationen mögen auf den ersten Blick noch so nützlich und vielversprechend erscheinen. Bei genauerem Hinsehen aber – und genau das ist die Aufgabe des AMNOG-Verfahrens – zeigen sich Begleiterscheinungen und Anwendungsrisiken. Deshalb setzen wir uns im Sinne der Patientenorientierung und der immer stärker individualisierten Medizin dafür ein, dass Vertragsärztinnen und Vertragsärzte evidenzbasierte Entscheidungen treffen können, ohne durch regulatorische Hürden oder rein wirtschaftliche Zwänge in ihrer Therapiefreiheit eingeschränkt zu werden. Eine zukunftsfähige Arzneimittelversorgung braucht eine kluge, evidenzbasierte Steuerung von Innovationen. Denn am Ende geht es um das, was für Patientinnen und Patienten wirklich zählt: eine sichere, wirksame und nachhaltige Versorgung. Dann ist evidenzbasierte Innovation der Schlüssel für eine zukunftsfähige und im doppelten Sinne leistbare Arzneimittelversorgung.

5.5 Innovationsförderung und Kostendämpfung – Die Perspektive der Industrie

Patrick van der Loo, Vorsitzender der Geschäftsführung der Pfizer Pharma GmbH

Es gibt Tausende Zitate über Innovation. Aber eines von Apple-Gründer Steve Jobs ist mir besonders in Erinnerung geblieben: „Innovation ist die Fähigkeit, Veränderung als Chance zu sehen, nicht als Bedrohung". Dieser Satz hat sich mir eingeprägt, weil er beschreibt, warum Innovationen unverzichtbar für eine erfolgreiche Gesellschaft sind. Sie treiben den Fortschritt voran und ermöglichen es uns, den Herausforderungen der Zukunft mit neuen Lösungen zu begegnen. Innovationen im Gesundheitswesen ermöglichen Wirtschaftswachstum, sozialen Fortschritt, eine höhere Lebensqualität und eine nachhaltige Entwicklung.

Umso erstaunlicher ist es, dass in Deutschland Arzneimittelinnovationen in erster Linie unter dem Kostenaspekt betrachtet werden. Die Förderung von Innovation im Gesundheitswesen ist alternativlos, wenn wir länger und gesünder leben wollen und so auch den Wohlstand unserer Gesellschaft absichern wollen. Alle Partner im Gesundheitswesen und der Gesetzgeber sind gefordert, einen Rahmen zu schaffen, in dem neue Ideen, Methoden, Produkte, Dienstleistungen oder Lösungen entwickelt werden können. In einer geopolitisch komplexeren Welt kann dies auch ein Standortvorteil sein.

Ja, es ist kompliziert. Verschiedene Gruppen haben Einfluss: Patient:innen, die Zugang zu neuen Therapieoptionen brauchen; Unternehmen, die Innovationen entwickeln und vermarkten; Krankenkassen, die ihren Versicherten Zugang zu günstigeren Arzneimitteln ermöglichen wollen; Kliniker:innen, die die Nachfrage nach Arzneimitteln mitbestimmen, und die Politik, die über Forschungsförderung und Erstattungsmechanismen starken Einfluss auf den hochregulierten Arzneimittelmarkt nimmt.

Besonders im deutschen Gesundheitswesen und speziell in der Versorgung mit Arzneimitteln besteht ein im System angelegter Zielkonflikt – zwischen dem Zugang zu Innovationen und den finanziellen Mitteln in einem beitragsfinanzierten Krankenversicherungssystem.

5.5.1 Ein Zielkonflikt: Sparmaßnahmen versus Versorgung

Neue Arzneimittel inklusive der Impfstoffe zur Vermeidung, Behandlung oder Linderung von Krankheiten stehen vermeintlich den Kosten gegenüber, die für 90 Prozent der Versicherten vor allem über den sozialen Ausgleich der Gesetzlichen Krankenversicherung (GKV) getragen werden. Der Zielkonflikt ist komplex und abhängig von externen Faktoren wie der wirtschaftlichen Entwicklung. Eine einfache Lösung gibt es nicht.

Aktuell stehen die Finanzen der GKV aufgrund wirtschaftlicher Stagnation und globaler Krisen unter Druck. Einnahmen und Ausgaben driften auseinander und die alternde Gesellschaft erhöht den Bedarf an medizinischen Leistungen. Während der Anteil älterer

Menschen in der Bevölkerung steigt, sinkt zugleich die Zahl der Erwerbstätigen und damit der GKV-Beitragszahler.

Gleichzeitig hat sich der medizinische Fortschritt in den vergangenen Jahren rasant entwickelt. Schaut man aber auf die Entwicklung des Erstattungsmarktes, so hat es hier die letzte größere Änderung im Jahr 2011 gegeben, als das Arzneimittelmarktneuordnungsgesetz (AMNOG) eingeführt wurde. Seitdem sind die Therapien gezielter, aber auch komplexer geworden; Patientengruppen von Therapien sind heute kleiner. Das als „lernendes System" gedachte AMNOG dagegen entwickelt sich nicht fort – im Gegenteil: Mit den sogenannten AMNOG-Leitplanken, pauschalen Abschlägen auf Kombinationstherapien und anderen Maßnahmen wurde das flexible System über die Jahre hinweg immer starrer. Die Folgen sehen wir:

Etwa eines von zehn Arzneimitteln, die bei der europäischen Zulassungsbehörde EMA zugelassen wurden, ist seit 2011 nicht in Deutschland eingeführt worden oder nicht mehr verfügbar. 90 Prozent Verfügbarkeitsquote ist zunächst eine starke Zahl. Doch es gibt Fakten, die darauf hindeuten, dass sich die Situation für Deutschlands Patient:innen schleichend verschlechtert: Für den Zeitraum Juli 2022 bis Ende 2023 ist die Verfügbarkeitsquote nur noch bei 70,9 Prozent, für den Zeitraum von Juli 2020 bis Ende 2021 liegt sie bei 82,1 Prozent – das zeigt einen bedauerlichen Abwärtstrend.

Eine Ursache: Der Wert neuer Wirkstoffe und Arzneimittel für die Versorgung kranker Menschen wird häufig allein an den Kosten bemessen, die dem Gesundheitswesen unmittelbar durch deren Verordnung entstehen und hohe Einsparpotenziale unterstellt. Es fehlt aber der mittel- oder langfristige Blick auf die tatsächlichen Kosten, ungenutzte Einsparpotenziale und den Bedarf einer älter werdenden Gesellschaft.

5.5.2 Demografische Entwicklung treibt den Arzneimittelverbrauch

Ein Blick auf die Fakten zeigt: In Deutschland waren 2023 rund 18,9 Millionen Menschen 65 Jahre und älter. Im Jahr 2050 wird es voraussichtlich mehr als jeder vierte Einwohner sein.[53] Mit dem Anteil älterer Menschen nimmt auch der Verbrauch von Arzneimitteln zu. Während 20- bis unter 25-Jährige 80 Tagesdosen pro Jahr einnehmen, verbrauchen 80- bis 84-Jährige mit 1.669 Tagesdosen pro Kopf jährlich in etwa das 20-fache. Bis 2045 wird der Anteil der 60-Jährigen an der Gesamtbevölkerung von heute 27 Prozent auf 36 Prozent ansteigen.[54]

Die demografische Entwicklung in Verbindung mit dem altersbedingten Mehrverbrauch ist der wesentliche Treiber für wachsenden Arzneimittelkonsum. Und auch in den jüngeren Altersgruppen ist ein Anstieg im Pro-Kopf-Verbrauch in Folge eines veränderten Lebens-

53 www.demografie-portal.de/DE/Fakten/aeltere-bevoelkerung.html
54 civity Management Consultants (Hrsg.): Arzneimittelverbrauch im Spannungsfeld des demografischen Wandels, Berlin, 2017

stils zu erwarten. Dies gilt im Übrigen nicht nur für Arzneimittel, sondern für alle Gesundheitsleistungen.

5.5.3 Ausgaben für Arzneimittel entwickeln sich trotz Innovationsschüben unterdurchschnittlich

Dabei ist die Arzneimittelversorgung in Deutschland kein Leistungsbereich, der sich außergewöhnlich stark entwickelt. Seit 2010 bis einschließlich 2023 ist der Arzneimittelbereich jedes Jahr durchschnittlich um 3,9 % gewachsen. Damit entwickelte sich der Arzneimittelmarkt im Verhältnis zu den Leistungsausgaben (Wachstum im Mittel 4,4 %) insgesamt unterdurchschnittlich.[55]

Auch langfristig ist der Herstelleranteil an den GKV-Leistungsausgaben konstant geblieben. Trotz der Innovationsschübe, insbesondere in den Jahren 2021 und 2022, blieb der Anteil auf dem Niveau von rund zwölf Prozent. Weitere sechs Prozent der Ausgaben entstehen durch 19 Prozent Mehrwertsteuer und die Aufschläge in den Handelsstufen.[56]

5.5.4 Sieben Prozent der GKV-Ausgaben für Innovationen

Die Ausgaben für patentgeschützte und andere Arzneimittel stehen seit Jahren in einem gleichbleibenden Verhältnis zueinander. Der Kostenanteil von innovativen Arzneimitteln am Gesamtarzneimittelmarkt ist konstant und bewegt sich unter fünfzig Prozent. Der Patentmarkt nimmt also trotz der Innovationskraft im Arzneimittelmarkt keine Sonderstellung ein. Insgesamt werden sieben Prozent der Gesamtausgaben der GKV für innovative Arzneimittel aufgewendet.[57]

Ein Blick ins europäische Ausland zeigt, dass die Preise im Patentmarkt in Deutschland über die letzten fünf Jahre um 6,7 Prozent gesunken sind. Unter den sogenannten BIG-4 der EU (Deutschland, Frankreich, Italien und Spanien) zeigt Deutschland den stärksten Preisrückgang bei patentgeschützten Arzneimitteln.[58]

5.5.5 Zu wenig Wertschätzung für Innovationen

Für einen stabilen Ausgabenfaktor erhalten wir in Deutschland enorm viel: Für kranke Menschen und deren Angehörige stiften Innovationen einen hohen individuellen Nutzen. Der Nutzen drückt sich belegbar aus in höheren Überlebensraten, der Linderung von Symptomen, einer Verbesserung der Lebensqualität oder der Prävention von Erkrankungen.

55 vfa: Vorschläge für eine nachhaltige und stabile GKV-Finanzierung, 01.2025
56 www.vfa.de/de/wirtschaft-politik/wirtschaft/arzneimittelmarkt-in-zahlen
57 vfa: Innovationen im Arzneimittelmarkt, 11.2024
58 www.vfa.de/de/wirtschaft-politik/wirtschaft/arzneimittelmarkt-in-zahlen

Durch die Vermeidung von Langzeitbehandlungen und Krankenhausaufenthalten mit hohen Folgekosten sowie durch den Erhalt der Arbeitskraft leisten hochwirksame Arzneimittel einen Beitrag, um die Sozialversicherungssysteme finanziell zu entlasten und Ressourcen einzusparen.

Jedes Jahr kommen 30 bis 40 neue Wirkstoffe aus den Pipelines forschender Arzneimittelhersteller nach Deutschland. Studien zeigen, dass Arzneimittel rund vierzig Prozent der gestiegenen Lebenserwartung erklären. Um die Innovationsgeschichte der forschenden Pharmaunternehmen anschaulich zu machen, möchte ich hier ausgewählte Beispiele nennen:[59]

- **Krebstherapien:** Heute leben mehr als 60 % der Krebspatienten länger als 10 Jahre. Nach der häufigen Diagnose Brustkrebs versterben gut 85 % der Patient:innen nicht mehr, personalisierte Therapien sind auf dem Vormarsch.
- **Leukämien:** Die 5-Jahres-Überlebensraten dieser seltenen Krankheit liegen dank gezielter Therapien bei über 70 %; damit sind dank enormer Investitionen Alternativen zur belastenden Chemotherapie verfügbar.
- **Herz-Kreislauf-Erkrankungen:** Heute sterben in Deutschland viel weniger Menschen an Herz-Kreislauf-Erkrankungen als 1950 – das Risiko ist bei gleichem Alter um 75 % niedriger. Die Anzahl voll-stationärer Herz-Kreislauf Patient:innen hat sich seit dem Jahr 2000 halbiert.
- **Antibiotika:** Im Jahr 2023 sind in Deutschland 0,02 % der Menschen an Infektionskrankheiten gestorben. 1950 waren es noch mehr als 7 %.
- **Hämophilie:** Die Mortalität der oft tödlichen Erbkrankheit konnte durch langwirksame Blutgerinnungspräparate um 86 %, die von spontanen Blutungen pro Jahr um 95 % reduziert werden, jeweils im Vergleich zu keiner Therapie; seit 2022 sind Gentherapien verfügbar.
- **Infektionen:** Impfungen können die schwerwiegenden gesundheitlichen Folgen sowie Krankenhausaufenthalte bei Influenza und dem Respiratorischen Synzytial-Virus (RSV) deutlich reduzieren.
- **Erwachsenenimpfungen:** Impfprogramme für Erwachsene bringen der Gesellschaft bis zum 19-fachen der ursprünglichen Investitionen zurück (sozio-ökonomischer Mehrwert).

Es gibt noch viele weitere Beispiele, die ebenso eindrucksvoll sind. Unbedingt brauchen wir weiterhin neue Therapien, um den gesellschaftlichen und finanziellen Herausforderungen in einer alternden Gesellschaft zu begegnen.

59 Vintura: Der Wert medizinischer Innovationen, 2024

5.5.6 Innovationen als Schlüssel zu Gesundheit und Wirtschaftskraft

Wie gelingt es uns also, dem sinkendenden Trend der Verfügbarkeit neuer Arzneimittel in Deutschland entgegenzuwirken und gleichzeitig die Finanzen der GKV nachhaltig zu gestalten?

In der Pharmastrategie hat die deutsche Bundesregierung Ende 2023 festgehalten, dass „die pharmazeutische Industrie ein Schlüsselsektor und eine Leitindustrie der deutschen Volkswirtschaft ist." Weiter heißt es: „Eine langfristig starke pharmazeutische Industrie ist für die Gesundheitsversorgung und den Wirtschaftsstandort von großer Bedeutung."[60] Die neue Bundesregierung sieht in der pharmazeutischen Industrie ebenfalls einen strategisch wichtigen Sektor.

Pharmazeutisch biotechnologische Unternehmen tätigen ihre Investitionen in innovative Forschung, Entwicklung und Produktion in Deutschland und Europa nur dann, wenn verlässliche Rahmenbedingungen und damit vorhersehbare Marktgegebenheiten gegeben sind. Unternehmen können von einem renditestarken und stabilen Investitionsumfeld profitieren, aber viel wichtiger: Patient:innen profitieren von einem schnelleren Zugang zu innovativen Arzneimitteln und medizinischen Produkten.

Innovationen im deutschen Pharmamarkt zu fördern und gleichzeitig die Ausgaben im Griff zu behalten, ist eine komplexe Herausforderung, die einen vielschichtigen Ansatz erfordert. Dirigistische Eingriffe in das Innovationssystem für Arzneimitteln – also das Erhöhen eines ohnehin schon hohen Herstellerabschlags, die weitere Bürokratisierung des Prozesses zur Bewertung neuer Arzneimittel (AMNOG) durch Leitplanken oder pauschale Rabatte auf Kombinationstherapien – gehören nicht dazu.

5.5.7 Lösungsansätze: Alle Akteure sind gefordert

Die Innovationszyklen in der forschenden pharmazeutischen Industrie sind nach wie vor vergleichbar lang und äußerst komplex. Im Jahr 2022 gaben die forschenden Pharmaunternehmen 10,8 Milliarden Euro für Forschung und Entwicklung in Deutschland aus. für Innovationen aus – also für laufende, abgeschlossene und abgebrochene Projekte, inklusive der F&E-Aufwendungen für Produkt- und Prozessinnovationen.[61]

Um im Gesundheitssystem zu bleiben: Nur, wenn wir langfristig angelegte und auf nachhaltige Finanzierung und Innovationsförderung ausgelegte Systeme anlegen, können wir den Herausforderungen der nächsten fünfzehn Jahre gerecht werden. Für die GKV heißt das, eine nachhaltige und stabile Finanzierung zu ermöglichen. Und zwar mit einem integrierten Ansatz, der verschiedene Maßnahmen miteinander verknüpft und politisches Handeln auf unterschiedlichsten Feldern erfordert. Dabei müssen wir den Blick über die

60 Bundesregierung (2023).
61 Institut der deutschen Wirtschaft Köln (IW): Die pharmazeutische Industrie in Deutschland, 2024

Gesundheitspolitik hinauswagen, um nicht Gefahr zu laufen, in einseitige Budgetdiskussionen zu verfallen.

Notwendig ist eine mutige Politik, die ...

1. Wachstumsimpulse für die Wirtschaft setzt

Eine wachstumsorientierte Wirtschaftspolitik ist entscheidend für die finanzielle Stabilität der gesetzlichen Krankenversicherung. Die pharmazeutische Industrie spielt hierbei als Schlüsselindustrie im Strukturwandel eine entscheidende Rolle.

2. Verlässliche Rahmenbedingungen sicherstellt

Es ist notwendig, dass die Unternehmen für den Marktzugang von Arzneimitteln mit neuen Wirkstoffen Planungssicherheit und Verlässlichkeit haben. Dies setzt gleichzeitig Anreize für die Unternehmen, in Forschung, Versorgung und Herstellung zu reinvestieren. Dafür braucht es vor allem verlässliche Erstattungsbedingungen für Arzneimittelinnovationen. Das AMNOG muss dem medizinischen Fortschritt entsprechend angepasst werden. Dies gilt insbesondere vor dem Hintergrund der volatilen geopolitischen Situation und eines sich verschärfenden internationalen Standortwettbewerbs.

3. Strukturen im Gesundheitssystem effizienter macht

Das deutsche Gesundheitswesen muss durch entschlossene Strukturreformen effizienter werden. Die Digitalisierung ist dabei ein wichtiges Feld, um sowohl die Versorgung zu verbessern als auch die finanzielle Belastung der GKV zu verringern. Das Potenzial für Einsparungen liegt bei bis zu 42 Milliarden Euro. Zu einem effizienteren System gehören auch innovative Vertragsmodelle zur Erstattung von neuen Arzneimitteln, die stärker genutzt werden sollten.

4. Prävention ambitioniert und strukturiert in den Vordergrund stellt

Um den steigenden Anforderungen an das Gesundheitssystem zu begegnen, muss ein deutlich stärkerer Fokus auf die Prävention und Früherkennung gelegt werden. Hierin liegen auch kurzfristige Potenziale: Durch mehr Impfungen in Apotheken zum Beispiel, können die Impfquoten schnell gesteigert werden – das zeigen Erfahrungen aus zum Beispiel Frankreich. Dazu können vielen Volkskrankheiten, onkologischen oder dementiellen Erkrankungen vorgebeugt oder ihr Entstehen hinausgezögert werden. All diese Maßnahmen helfen, die Kosten- und Ressourcenbelastung für das Gesundheitswesen zu verringern.

5. Kommunikation von Wissenschaft und Innovationen besser macht

Um die großen Herausforderungen zu bewältigen, muss das Vertrauen der Gesellschaft in Technologien, Wissenschaft und Fortschritt gestärkt werden. Die transparente und verständliche Kommunikation innovativer Erkenntnisse ist wichtig, um gesellschaftliche Akzeptanz für Veränderungen zu bekommen. Die künftige Bundesregierung sollte daher eine langfristige Strategie entwickeln, die den Dialog zwischen Wissenschaft, Politik, Wirtschaft und Gesellschaft unbürokratisch stärkt.

Hier schließt sich der Kreis zu dem Eingangszitat.

Nur, wenn wir als Gesellschaft Veränderung als Chance begreifen, entwickeln wir die Bereitschaft nach besseren Lösungen. Die Quintessenz: Es gibt keine einfachen Lösungen. Umso wichtiger ist es, dass wir in partnerschaftlicher Diskussion und Arbeit aller Akteur:innen eine gemeinsame Lösung erarbeiten. Notwendig ist eine Politik, die Wachstumsimpulse für die Wirtschaft setzt, die GKV von versicherungsfremden Finanzierungslasten befreit, die Strukturen des Gesundheitssystems effizienter macht durch stabile Rahmenbedingungen, medizinische Innovationen für eine alternde Gesellschaft ermöglicht und vor allem den Präventionsgedanken stärkt.

5.6 Innovationsförderung und Kostendämpfung – Vorschläge aus Sicht der DAK-Gesundheit

Meike Helmold (Bereichsleitung Arzneimittel), Dr. Felix Schönfeldt (Apotheker), DAK-Gesundheit

5.6.1 Verbesserung der Versorgung durch Innovationen

Innovationen versprechen neue Wirkstoffe, verbesserte Behandlungspfade für Patienten aber auch die Möglichkeit gewisse Erkrankungen erstmals zu behandeln. Daher ist Innovationsförderung wahrscheinlich ein Ziel, auf das sich im ersten Schritt alle Beteiligten im Gesundheitssystem einigen können. Die Förderung kann dabei auf unterschiedliche Weise erfolgen, beispielsweise durch Standortförderung oder schnellen Marktzugang. Deutschland zeigt ein hohes Interesse an Innovationen und bietet bereits optimale Möglichkeiten, damit neue Medikamente uneingeschränkt und schnell den betroffenen Patientinnen und Patienten zur Verfügung stehen. Entscheidend dafür ist, dass Deutschland im Gegensatz zu fast allen europäischen Ländern auf eine „4. Hürde" in Form einer Preisverhandlung vor Markteintritt verzichtet. Durch den Wegfall einer 4. Hürde dürfen die Hersteller den Markteintrittspreis für ihre Produkte frei wählen. Zusätzlich wird das Arzneimittel ab dem 1. Tag der Einführung durch die GKV voll erstattet. Dies bietet pharmazeutischen Herstellern die Möglichkeit, ihre Produkte unvergleichbar niedrigschwellig auf den deutschen Markt bringen zu können.

Infolgedessen zeigen Auswertungen zur Zugänglichkeit neuer Arzneimittel, dass Deutschland aufgrund der beschriebenen Rahmenbedingungen den Spitzenplatz bei der Time-to-Market, also der Zeit von der EMA-Zulassung bis zum Markteintritt, sowie der Marktverfügbarkeit der von der EMA zugelassenen Produkte einnimmt. Weder durch den AMNOG-Report 2024 noch durch die offizielle Evaluation des GKV-Finanzstabilisierungsgesetzes (GKV-FinStG) konnten bis zum aktuellen Zeitpunkt negative Veränderungen dieser beiden Indikatoren, als Qualitätsmerkmal für die Patientenversorgung, beobachtet werden. Das unterstreicht die weiterhin hohe Attraktivität des deutschen Marktes, der durch die beschriebenen Rahmenbedingungen die schnelle Einführung von Innovationen fördert.

5.6.2 Krankenkassen mit besorgniserregender Finanzlage

Neben dem Ziel innovative Therapien für ihre Versicherten schnellstmöglich zugänglich zu machen, rückt die Kostendämpfung aufgrund der sich zuspitzenden Finanzlage der GKV massiv in den Fokus. Die gesetzlichen Krankenkassen als Trägerinnen der solidarischen Krankenversicherung in Deutschland müssen dafür sorgen, für ihre Mitglieder Beitragsstabilität unter Beachtung einer zweckmäßigen und ausreichenden Gesundheitsversorgung herzustellen. Die letzten Jahre waren von enormen Ausgabensteigerungen geprägt, die unter anderem durch Abschmelzen der Mindestrücklagen sowie dem Auflösen weiterer Finanzreserven kompensiert wurden. Da dies nicht kostendeckend war, mussten die Beitragssätze zum Teil deutlich erhöht werden. Trotz der zahlreichen und drastischen Erhöhungen ist eine kurzfristige Stabilisierung der Beitragssätze nicht absehbar. Auch im Jahr 2025 mussten die ersten Krankenkassen erneut zu diesem Mittel greifen, um ihren Zahlungsverpflichtungen nachzukommen. Diese Entwicklung belastet nicht nur die Krankenkassen und Sozialsysteme, sondern auch die Gesellschaft als Ganzes.

Wichtiger denn je ist ein klares Bild der aktuellen Finanzlage der gesetzlichen Krankenversicherungen. Aus diesem Grund ist ein umfassender Kassensturz dringend notwendig, um auf dessen Basis Handlungsempfehlungen zur Stabilisierung der GKV-Finanzen zu entwickeln. Dringlichkeit ist ebenso im Hinblick auf die Absenkung der Konjunkturprognosen für das Jahr 2025 geboten und auch die weltpolitische Lage, unter anderem mit dem durch Zollpolitik geführten Handelskrieg der USA, wird sich durch zunehmende Unsicherheiten in den wirtschaftlichen Ergebnissen niederschlagen. Um nicht dauerhaft Finanzdefizite durch Erhöhungen der Beitragssätze auszugleichen, müssen sich die Ausgaben zukünftig deutlich stärker an den Einnahmen orientieren.

5.6.3 Ungebremste Ausgabendynamik bei Arzneimitteln

Die Auswertungen des diesjährigen Reports zeigen, dass die Ausgaben für Arzneimittel stärker steigen als die beiden anderen großen Ausgabenpositionen der GKV für Krankenhaus- und ärztliche Behandlungen. Die Arzneimittelausgaben der gesamten GKV stiegen im Jahr 2024 gegenüber 2023 um fünf Milliarden Euro, ein Plus von knapp 10 Prozent. Damit stellen Arzneimittel einen der Haupttreiber der ungebremsten Kostendynamik dar. Selbst unter Berücksichtigung des Wegfalls des erhöhten Herstellerabschlages, welcher von vornherein auf das Jahr 2023 begrenzt war, wachsen Arzneimittelausgaben überproportional stark gegenüber den Gesamtausgaben der GKV.

Der vorliegende AMNOG-Report veranschaulicht die Bedeutung der ungebremsten Arzneimittelausgaben anhand weiterer Vergleiche. So zeigen die Auswertungen, dass die Kosten für Arzneimittel ein stärkeres Wachstum aufweisen als das Bruttoinlandsprodukt (BIP) und das Beitragsaufkommen. Da das Beitragsaufkommen die Finanzierungsbasis der gesetzlichen Krankenkassen bildet, ist eine darüberhinausgehende Steigerung der Arzneimittelkosten besonders besorgniserregend. Als zweitgrößter Ausgabenblock der GKV verschärft diese Dynamik die Finanzierungsprobleme und macht ein kurzfristiges Handeln zwingend notwendig, um die Ausgabenexplosion bei Arzneimitteln zu stoppen.

Hinzukommt, dass in den aufgeführten Arzneimittelausgaben die Kosten aus stationären Behandlungen weiterhin nicht enthalten sind und damit in der Diskussion über die Ausgabenentwicklung häufig unbeachtet bleiben. Dies ist problematisch, da nach den Berechnungen des Reports diese Arzneimittelausgaben mittlerweile fast 1,5 Milliarden Euro betragen. Infolgedessen werden die Auswertungen zur Kostenentwicklung zunehmend verzerrt, denn unter Berücksichtigung der stationären extrabudgetären Kosten fällt der Steigerungseffekt der Gesamtausgaben für Arzneimittel noch größer aus.

5.6.4 Diskrepanz zwischen Ausgaben und Versorgung nicht nur bei Patentmarkt vs. Generika, sondern auch innerhalb des Patentmarktes

Die Analysen des AMNOG-Reports zeigen weiterhin, dass die Entwicklungen im Arzneimittelmarkt insbesondere auf Preis- und Mengensteigerungen bei patentgeschützten Arzneimitteln zurückzuführen sind. Bedenklich dabei ist, dass mittlerweile über 60 Prozent der gesamten Ausgaben für patentgeschützte Arzneimittel benötigt werden, ihr Versorgungsanteil (in Tagesdosen) aber nur knapp über 10 Prozent liegt. Demgegenüber werden mehr als 85 Prozent der Tagesdosen und damit der überwiegende Teil der Versorgung durch Generika getragen. Der Report stellt zusätzlich die steigende Konzentration der Ausgaben sowohl auf Wirkstoffebene als auch auf Patientenebene dar.

So benötigten im Jahr 2024 die 51 ausgabenstärksten Wirkstoffe fast 35 Prozent der gesamten Ausgaben. Diese Wirkstoffe stellen jedoch nur 10 Prozent aller patentgeschützten Wirkstoffe dar und deckten lediglich 5 Prozent aller Tagesdosen ab. Diese Spreizung wurde im Verlauf der letzten Jahre immer stärker. Die Auswertungen zeigen, dass die Zahl der hochpreisigen Therapien steigt und immer weniger Wirkstoffe große Anteile der Ausgaben auf sich vereinen. Der AMNOG-Report gibt erweiternd einen detaillierten Einblick in die Verteilung innerhalb des patentgeschützten Marktes. Dabei fällt auf, dass Wirkstoffe, die seit 2021 auf den Markt gekommen sind, bezogen auf die Ausgaben lediglich 15,7 Prozent ausmachen. Gleichzeitig zeigen die Analysen, dass die absoluten Ausgaben der Wirkstoffe die zwischen 2011 bis 2015, im Vergleich zu den Steigerungen der Wirkstoffe die zwischen 2016 bis 2020 bzw. nach 2021 auf den Markt gekommen sind, lediglich geringfügig zurückgehen. Das verdeutlicht, dass es sich bei Innovationen meist um zusätzliche Kosten für das Gesundheitssystem handelt.

5.6.5 Maßnahmen des Gesetzgebers größtenteils wirkungslos

Der Gesetzgeber begann im Jahr 2022 die bereits damals erkannten Missstände der GKV-Finanzentwicklung zum Schutz der Solidargemeinschaft abzubauen. Das GKV-FinStG hatte das Ziel mittels verschiedener Maßnahmen die Ausgabendynamik des patentgeschützten Marktes zu bremsen. Durch das Gesetz wurden Abschläge auf Kombinationstherapien und Leitplanken für die Preisfindung eingeführt, sowie die Wirkung des Erstattungsbetrages auf den 7. Monat festgelegt und die Umsatzschwelle zur Vollbewertung von Orphan Drugs reduziert. Diese Maßnahmen haben das AMNOG-System komplizierter gemacht. Gleichzeitig blieben, wie durch den AMNOG-Report 2023 und 2024 prognostiziert, die Einsparungen deutlich hinter den Erwartungen des Gesetzgebers und das namensgebende Ziel der Stabilisierung der Finanzen wurde verfehlt.

Wie beschrieben entfielen im Jahr 2024 lediglich 15,7 Prozent der Ausgaben des Patentmarktes auf Wirkstoffe, die seit 2021 auf den Markt gekommen sind. Dies erklärt, warum lediglich die zeitlich begrenzte Erhöhung des Herstellerabschlages einen sichtbaren, wenn gleich kurzzeitigen Effekt zeigte. Andere Maßnahmen des Gesetzes betrafen diesen Ausgabenblock im Wesentlichen nicht. Zusätzlich wurden die Leitplanken, von denen eine langfristige Wirkung hätte ausgehen können, durch das Medizinforschungsgesetz (MFG) untergraben. Diese Erfahrung zeigt, dass effektive Maßnahmen zur Kostendämpfung nicht ausschließlich an der Preisfindung neu eingeführter Wirkstoffe ansetzen dürfen, sondern ebenso den Gesamtmarkt involvieren müssen. Daher bedarf es neben der Reformierung des AMNOG-Systems auch wirksamer Kostendämpfungsmaßnahmen für bereits länger zugelassene Produkte.

5.6.6 AMNOG-Reform: Leitplanken überarbeiten und Innovationen neu definieren

Um der ungebremsten Ausgabendynamik im patentgeschützten Markt entgegenzuwirken, wird, wie oben eingeleitet, eine Reform des AMNOG-Systems notwendig sein. Ziel sollte es sein, dass sich das AMNOG wieder an seiner ursprünglichen Aufgabe orientiert und Preise für Arzneimittel anhand ihres nachgewiesenen Nutzens findet. In diesem Zusammenhang muss das AMNOG wieder verschlankt werden und es bedarf einer offenen Diskussion um eine veränderte Definition des Begriffes „Innovation". Unter der aktuellen Prämisse bedeutet ein belegter Zusatznutzen eine Kostenintensivierung der Therapie. Dies sorgt dafür, dass die Ausgaben für Indikationen durch regelmäßige Aufschläge auf neue Wirkstoffe konsequent steigen. Einen Diskussionsimpuls, um den dadurch verursachten Stufeneffekt durchbrechen zu können, kann der im Report beschriebene Wechsel von Aufschlägen hin zur Übernahme von Innovationspreisen liefern. Die überarbeiteten Leitplanken könnten dafür sorgen, dass „neue Innovationen" die Preise der abgelösten Innovationen übernehmen und die älteren Produkte gleichzeitig im Preis sinken.

5.6.7 Lösungsansätze Gesamtmarkt: Dynamisierter Herstellerabschlag, späte Nutzenbewertung und striktere Preis-Mengen-Regelungen

Die Verteilung des Patentmarktes verdeutlicht, dass Maßnahmen nicht nur bei Neueinführungen, sondern auch an dem bestehenden Markt ansetzen müssen. Möglichkeiten dafür wären späte Nutzenbewertungen, eine striktere Preis-Mengen-Regelung oder Festbeträge. Durch die späte Nutzenbewertung könnte der reale Nutzen der Arzneimittel mittels datenbasierter Analysen und evidenzbasierten Bewertungsverfahren ermittelt werden. Außerdem verdeutlichen die Mengensteigerungen bei patentgeschützten Arzneimitteln die Notwendigkeit einer strikteren Preis-Mengen-Regelung. Die Zahlungsbereitschaft des Gesundheitssystems ist konsequenter mit der Absatzmenge zu verknüpfen. Das bedeutet, dass sich der Preis für Produkte, die in die breite Versorgung gehen, mit steigenden Absätzen deutlich reduzieren muss.

Aufgrund der akuten Dysbalance von Einnahmen und Ausgaben der gesetzlichen Krankenversicherungen ist kurzfristiges Handeln erforderlich. Um Zeit zu gewinnen, um nachhaltige Veränderungen sinnvoll auszuarbeiten und die Spanne zu überbrücken, bis diese wirken, wird kein Weg an schnell wirksamen Maßnahmen wie einer erneuten Erhöhung des Herstellerabschlages vorbeiführen. Dabei bestünde die Möglichkeit, den Herstellerabschlag, wie im Report beschrieben, zu dynamisieren und ihn abhängig von den Entwicklungen der Einnahmen bzw. Ausgaben zu machen. Dadurch könnte ein Schritt in eine einnahmenorientierte Ausgabenpolitik auch im Bereich der Arzneimittel gemacht werden.

5.6.8 Balanceakt zwischen Innovationsförderung und gleichzeitiger Kostendämpfung – intelligente Allokation als Herausforderung

Die intelligente Allokation der begrenzten Gelder, die dem System zur Verfügung stehen, bildet die zukünftige Herausforderung. Den Versicherten den Zugang zu den neusten innovativen Produkten zu ermöglichen, muss weiterhin der Anspruch des deutschen Systems sein. Um das zu gewährleisten sind allerdings gleichzeitig kostendämpfende Maßnahmen notwendig. Diese dürfen nicht nur die Preisfindung neuer Arzneimittel betreffen, sondern müssen explizit auch den Gesamtmarkt umfassen. Ergänzend sollten die Auswirkungen der getroffenen Maßnahmen hinsichtlich ihrer Wirksamkeit und ggf. negativer Kollateraleffekte nach einer angemessenen Zeit evaluiert werden.

Der Spagat zwischen Innovationsförderung und Kostendämpfung kann gelingen, wenn schnell wirksame Maßnahmen das System stabilisieren, während langfristig wirkende Maßnahmen zugunsten einer nachhaltigen, zukunftsfähigen und für alle Betroffenen planbaren Arzneimittelversorgung konzipiert werden.

6. Zusammenfassung und Fazit

Preise neuer Arzneimittel an ihrem Nutzen orientieren. Mit diesem Ziel hat das AMNOG im Jahr 2011 die Preisbildung im Markt neuer patentgeschützter Arzneimittel grundlegend verändert – grundsätzlich mit Erfolg. Immer spezialisiertere neue Arzneimittel stellen jedoch einfache Regeln des AMNOG in Frage. Und dies gleich in zweierlei Hinsicht: Immer höhere Kosten treffen auf immer frühere und damit zum Teil nur wenig aussagekräftige Daten. Gleichzeitig wurde das AMNOG in den vergangenen Jahren durch Maßnahmen aus dem GKV-Finanzstabilisierungs- und dem Medizinforschungsgesetz (Stichwort Vertraulichkeit) komplex, aber nicht besser. Und Einsparungen wurden seitdem auch nicht in nennenswertem Umfang generiert.

Im Jahr 2024 betrug das GKV-Ausgabenplus für Arzneimittel gegenüber 2023 fünf Milliarden Euro, ein Plus von knapp 10 Prozent. Damit sind Prognosen nahezu punktgenau eingetreten, welche nach Auslaufen des erhöhten Herstellerabschlages zum Januar 2024 bereits früh auf eine deutliche Ausgabendynamik im Arzneimittelmarkt hinwiesen. Unter den großen Ausgabenpositionen der GKV wachsen Arzneimittelausgaben unterdessen überproportional stark an. Dies ist insbesondere auf Preis- und Mengensteigerungen für patentgeschützte Arzneimittel zurückzuführen. Deren Ausgaben steigen gegenüber dem Vorjahr um 13,1 Prozent. Auch die Ausgabendynamik für stationär eingesetzte, sehr hochpreisige Arzneimittel hat im Jahr 2024 gegenüber den Vorjahren noch einmal zugenommen. Mit 1,5 Milliarden Euro jährlich haben sich diese Ausgaben innerhalb der vergangenen fünf Jahre mehr als verdoppelt.

Die beschriebene Ausgabendynamik trifft aktuell dabei auf eine Dysbalance von Einnahmen und Ausgaben der gesetzlichen Krankenversicherungen, welche kurzfristiges Handeln erforderlich machen. Wie kann es gelingen die Teilhabe am medizinisch-technischen Fortschritt für alle Patientinnen und Patienten langfristig sicherzustellen und innovative Arzneimittelversorgung bezahlbar zu halten? Der AMNOG-Report fragt, ob die derzeit industriepolitisch gewollte Innovationsförderung und gleichzeitig eine Kostendämpfung mit dem Ziel, zu einer einnahmenorientierten Ausgabenpolitik auch im Arzneimittelmarkt zurückzukommen, ein Widerspruch darstellt. Nein, lautet das Fazit des vorliegenden Reports. AMNOG wieder einfach machen und gleichzeitig planbare (faire) Instrumente zur Ausgabenregulierung, ein dynamisierter Herstellerabschlag und zusatznutzenorientierte Höchstpreise implementieren – so lautet die Synopse des vorliegenden Reportes.

Voraussetzungen dafür sind:

1. **Planbarkeit für alle Beteiligten.** Das AMNOG soll dafür zukünftig wieder vereinfacht werden. Zentrale Regelungen des GKV-Finanzstabilisierungsgesetztes blieben nachweislich ohne positiven Effekt.
2. **Trennung von (kurzfristiger) Ausgabenregulierung und „AMNOG"** und damit ein Rückbesinnen auf die eigentlichen Aufgaben der frühen Arzneimittelnutzenbewertung.

3. **Trennung der Nutzenbewertung von standortpolitischen Zielen** wie z. B. der Förderung der Beteiligung von Pharmaunternehmen an wissenschaftlichen Studien am Standort Deutschland

Der vorliegende Report stellt verschiedene ausgabenbezogene Regulierungsoptionen vor und diskutiert deren Wirkungsgrad, sprich finanzielle Effekten auf die Ausgaben für Arzneimittel, sowie deren Umsetzungswahrscheinlichkeit. Davon unbenommen sind auch einnahmenseitige Reformen. Im Gegensatz zu ausgabenbezogenen Reformvorschlägen, welche mit zwei Ausnahmen erst mit zunehmender Anwendungsdauer Wirkung entfalten können, wirken einnahmenseitige Maßnahmen wie die Umfinanzierung versicherungsfremder Leistungen aus Steuermitteln unmittelbar. Ausgabenseitig kann lediglich die Reduzierung des Mehrwertsteuersatzes auf Arzneimittel sowie eine Dynamisierung des Herstellerabschlages ähnlich planbar und schnell Wirkung entfalten.

Ungeachtet dieser Vorschläge zeigt der vorliegende Report, dass der bedeutende Komplexitätszuwachs in der Preisregulierung patentgeschützter Arzneimittel technisch nicht effizient ist. In der Verhandlung der sog. Leitplanken entstehen ebenso wie bei der Auseinandersetzung über die Anwendung des Kombinationsabschlages Reibungsverluste, welche das AMNOG weg von seiner eigentlichen Zielsetzung geführt hat. Diese lautete im Jahr 2011, Transparenz über den tatsächlichen Nutzen neuer Arzneimittel herzustellen und deren Preise entlang des Zusatznutzens im Vergleich zu bestehenden Referenztherapien zu verhandeln. Nach inzwischen 1.175 begonnenen Nutzenbewertungsverfahren ist zu erkennen, dass sich das Spektrum der Bewertungsfragen und damit verbundener Sonderfälle stark verändert hat. Begann das AMNOG in seinen Anfangsjahren noch mit der Bewertung neuer Therapeutika in größeren Indikationen und regelhaft auf Basis von mehreren randomisiert-kontrollierten Studie, so haben sich insbesondere die Anwendungsgebiete und die verfügbaren Studiendaten im Zeitverlauf verändert. Neue Arzneimittel werden in immer spezialisierteren – sprich kleineren – Anwendungsgebieten und auf Basis früherer Daten zugelassen, welche nicht mehr zwangsläufig randomisiert-kontrollierten Studien entstammen. Gleichzeitig steigen die Markteintrittspreise dieser Arzneimittel bedeutend an. Das AMNOG sollte auf diese Konstellationen mit einer anwendungsbegleitenden Datenerhebung reagieren. Diese Form der prospektiven Datengenerierung in Registern ist bislang jedoch an verschiedenen Herausforderungen gescheitert. Hier braucht es einen Neustart, wobei die inzwischen in vollständiger Form verfügbaren GKV-Abrechnungsdaten nicht pauschal abgelehnt werden sollten.

Sowohl aufgrund der gestiegenen Preise neuer Arzneimittel als auch der beschriebenen Ausgabendynamik lag es auf der Hand, eben jenen Preisbildungsprozess mit dem Anspruch zu verknüpfen, auch zu substanziellen Einsparungen im Arzneimittelmarkt beizutragen. Abgesehen davon, dass einer Einsparungsrechnung im AMNOG die Grundlage fehlt, da sich die „Einsparungen" in Relation zu einem vom pharmazeutischen Unternehmer frei festgelegten Markeintrittspreis berechnen, führten die zu diesem Zweck eingeführte Regulierungen, allen voran die sog. Leitplanken, nicht zu spürbaren Veränderungen im Verhandlungsmandat in Richtung des GKV-Spitzenverbandes, sondern vielmehr zu einer

Erhöhung des Komplexitätsgrades des gesamten Verfahrens. Dabei erscheint es sinnvoll, den Herausforderungen – Evidenz für eine faire Preisbildung auf der einen und Entlastung der GKV-Ausgaben insgesamt – jeweils dort zu begegnen, wo Regulierung am wirkungsvollsten ist.

Im vorliegenden Report wird deshalb eine Rückführung des AMNOG auf seine Kernaufgaben sowie eine Neudefinition des Innovationsbegriffes diskutiert. Konkret wäre das mit einem Rückbau der Leitplanken und des Kombinationsabschlages verbunden. Gleichzeitig wären im Sinne einer verbesserten Transparenz zukünftig alle Orphan Drugs einer uneingeschränkten Nutzenbewertung zu unterziehen. Zudem ist in bestimmten forschungsintensiven Indikationen zu beobachten, dass keine wirksamen Instrumente zur Begrenzung von Preisentwicklungen bestehen. Hier wäre zukünftig über eine Neudefinition des Innovationsbegriffes im AMNOG nachzudenken: Nicht alles, was neu ist, ist auch eine Innovation. Und nicht alles, was einmal eine Innovation war, ist dies auch dauerhaft. Dies sollte sich in den Preisen neuer Arzneimittel widerspiegeln.

Anlagen

Anlage A1: Hinweise zur Datengrundlage und zum Datenschutz

Routinemäßig erhobene und gespeicherte Sozialdaten gesetzlicher Krankenversicherungen stehen der Öffentlichkeit nicht in Form eines „Public Use File" frei zur Verfügung. Während Interessierte zum Beispiel beim Statistischen Bundesamt auf zumindest einen Teil der dort verfügbaren Daten zugreifen können, ist für die (wissenschaftliche) Verwendung von Sozialdaten ein individueller und umfangreicher Antrags- und Freigabeprozess erforderlich. Die DAK-Gesundheit und Vandage nehmen den Schutz personenbezogener Daten sehr ernst. Gesundheitsdaten zählen du den am höchsten schutzwürdigen Informationen. Aus diesem Grund durchlaufen die Datengenerierungs- und Analyseprozesse zahlreiche Prüf- und Freigabeschleifen.

Die Übermittlung von Sozialdaten für die Forschung regelt der Gesetzgeber in § 75 SGB X, insbesondere unter welchen Bedingungen und auf welchem Wege eine Übermittlung von Sozialdaten im Rahmen von Forschungsprojekten möglich ist. Die Einwilligung der bei einer Krankenkasse versicherten Personen ist dabei entgegen allgemeiner datenschutzrechtlicher Vorgaben nicht erforderlich (§ 75 Abs. 1 SGB V). Allerdings müssen die zur Analyse benötigten Daten unverzichtbar für den jeweiligen Forschungszweck sein, d. h. nur unter Verwendung der vorhandenen Sozialdaten können wie im vorliegenden Fall relevante Informationen über die Marktentwicklung neuer, nutzenbewerteter Arzneimittel erhoben werden. Zudem muss das öffentliche Interesse an der Forschung das private Interesse der Betroffenen an der Geheimhaltung ihrer Daten erheblich überwiegen. Insbesondere die Möglichkeit zur weitestgehend verzerrungsfreien Wiedergabe eines Spiegelbildes des medikamentösen Versorgungsgeschehens auf Basis von Sozialdaten ist ein starkes Argument zur Verwendung dieser Datenbasis im vorliegenden Forschungskontext.

Unter Berücksichtigung dieser datenschutzrechtlichen Grundsätze obliegt der gesamte Prozess der Abfrage und Generierung von Datensätzen zur wissenschaftlichen Analyse der DAK-Gesundheit. Dabei sind sämtliche vonseiten der DAK-Gesundheit zu Analysezwecken bereitgestellte Daten soweit bereinigt und pseudonymisiert, sodass eine Rückführung auf einzelne Person unmöglich ist. Im Gegensatz zu einer Anonymisierung ist für den vorliegenden Forschungsgegenstand jedoch nur eine Pseudonymisierung der versicherten Personen möglich, um die Zuordnung einer Person im Längsschnitt zu ermöglichen. Dies ist für die vorgelegte Analyse zum Einsatz von Kombinationstherapien zwingend erforderlich. Im Rahmen der Pseudonymisierung werden bestimmte Personenidentifikatoren aus den Daten gelöscht (u. a. Name, Adresse) bzw. durch neutrale nicht sprechende Studienidentifikatoren (wie Schlüsselidentifikatoren) ersetzt und sichtbare Merkmale vergröbert (z. B. Geburtsdatum TT/MM/JJJJ zu Geburtsjahr JJJJ).

Anlage A2: Methodik der Hochrechnung

Die im Rahmen der vorliegenden Analysen genutzten Abrechnungsdaten stellen eine Vollerhebung des Leistungsgeschehens aller bei der DAK-Gesundheit versicherten Personen dar. Für das Jahr 2023 entspricht dies einer Stichprobe von rund 7,65 % aller Versicherten in der GKV. Für alle dem Report zugrunde liegenden Berechnungen werden sämtlich zu Abrechnungszwecken dokumentierten Leistungsdaten aus der Arzneimittelversorgung (§ 300 Abs. 1 SGB V) der DAK-Gesundheit genutzt. Für die Analyse der Arzneimittelkosten im Krankenhaus werden zudem die Leistungsdaten (abgerechnete NUB- und Zusatzentgelte) aus der stationären Versorgung (§ 301 Abs. 1 SGB V) berücksichtigt. Die Daten geben Auskunft über die zulasten der DAK-Gesundheit abgerechneten Arzneimittel. Nicht berücksichtigt werden folglich individuelle Gesundheitsleistungen oder sonstige privat abgerechnete Leistungen, die nicht von der GKV erstattet werden.

Werden im vorliegenden Report keine Raten oder Anteile, sondern absolute Werte (Ausgaben, Personen/Krankenhausfälle mit Abgabe eines NUB/ZE-bewerteten Arzneimittel) angegeben, erfolgt eine Hochrechnung auf die gesamte GKV. Diese Hochrechnung basiert, wenn nicht anders angegeben, auf dem Ausgabenanteil der DAK-Gesundheit an allen Arzneimittelausgaben in der GKV. Dieser lag im Jahr 2023 bei 9,3 %. Kosten in Höhe von einem Euro zulasten der DAK-Gesundheit würden somit hochgerechneten Kosten auf GKV-Ebene in Höhe von 10,76 € (= 1 €/9,3 %) entsprechen. Bei der Analyse der Arzneimittelkosten im Krankenhaus wird ferner davon ausgegangen, dass der Anteil der DAK-Gesundheit an den (ambulanten) Arzneimittelkosten der gesamten GKV weniger zur Approximation der Kostenentwicklung auf GKV-Ebene geeignet ist. Daher erfolgt die Hochrechnung im Rahmen dieser Analyse auf Basis des jahresspezifischen Anteils der Versicherten der DAK-Gesundheit an allen GKV-Versicherten.

Anlage A3: Datengrundlage der Nutzenbewertungsverfahren und Preisbildungsergebnisse

Zur Beschreibung der Ergebnisse abgeschlossener Nutzenbewertungsverfahren durch den G-BA sind verschiedene Informationen über die Verfahren und deren Ergebnisse sowie den sich anschließenden Preisverhandlungen oder Schiedsverfahren zu dokumentieren. Hierzu wurden alle im Zeitraum vom 01.01.2011 bis 31.12.2023 abgeschlossenen Nutzenbewertungsverfahren in einer relationalen Datenbank erfasst. Diese Daten stammen aus frei verfügbaren Quellen. Die vorliegenden Analysen sind somit nachvollziehbar und reproduzierbar. Maßgebliche Datenquelle sind die Beschlussdokumente des G-BA über das Ergebnis einer Nutzenbewertung. Neben dem Beschluss selbst sind insbesondere die Tragenden Gründe eines Beschlusses für die nachfolgenden Auswertungen relevant, da sich aus diesen Endpunktdaten und Begründungsmuster für einen nicht belegten Zusatznutzen extrahieren lassen. Nicht frei verfügbar sind Information über ein begonnenes bzw. abgeschlossenes Schiedsverfahren, da diese Daten nur auf Anfrage in der Schiedsstellen-Geschäftsstelle beim GKV-Spitzenverband einsehbar sind. Darüber hinaus wurden

Informationen zur Marktverfügbarkeit der nutzenbewerteten Arzneimittel über die Lauer Taxe abgefragt.

Zur Beschreibung der Ergebnisse abgeschlossener Erstattungsbetragsverhandlungen bzw. Schiedsverfahren sind verschiedene Informationen über den Bewertungs- und Vergleichsgegenstand, die Therapiekosten der jeweiligen Therapien sowie den Verfahrensverlauf zu dokumentieren. Hierzu wurden alle im Zeitraum vom 01.01.2011 bis 31.12.2023 abgeschlossenen Erstattungsbetragsverhandlungen bzw. Schiedsverfahren aller bis zum 31.12.2022 nutzenbewerteten Arzneimittel in einer relationalen Datenbank erfasst. Diese Daten stammen fast ausschließlich aus frei verfügbaren Quellen. Die vorliegenden Analysen sind somit nachvollziehbar und reproduzierbar. Die Datenbank zur Übersicht der abgeschlossenen Erstattungsbetragsverhandlungen umfasst zwei Tabellen mit insgesamt 20 Variablen. Zur Beschreibung der Preise der gegenständlichen Arzneimittel bzw. der zVT vor und nach Abschluss der Erstattungsbetragsverhandlungen werden Informationen aus der Lauer Taxe genutzt. Entsprechende Preisdaten werden auf Wirkstoffebene erfasst. Diese Informationen eignen sich zur Ermittlung der vereinbarten bzw. festgesetzten Nutzenbewertungsrabatte. Zur Berechnung des Preisaufschlages auf die zVT sind jedoch Jahrestherapiekosten zu berechnen, da unabhängig von der Preishöhe ggf. unterschiedliche Dosierungen und Verbrauchsmengen zu berücksichtigen sind. Auch Kombinationstherapien sind hierbei zu berücksichtigen. Entsprechende Daten werden auf Teilpopulationsebene den Beschlussdokumenten (Beschlussfassung und Tragende Gründe) des G-BA entnommen. Daten der WIdO-Stammdatei wurden für ATC-Klassifikationen herangezogen.

Abbildungsverzeichnis

Tabellenverzeichnis

Literaturverzeichnis

Albrecht M et al. (2025): Evaluation über die Auswirkungen der Änderungen der §§ 35a und 130b und der Neuregelung des § 130e durch das GKV-Finanzstabilisierungsgesetz vom 7. November 2022 auf die Versorgung mit Arzneimitteln. Gutachten im Auftrag des Bundesministeriums für Gesundheit. URL: www.bundesgesundheitsministerium.de/fileadmin/Dateien/5_Publikationen/Gesundheit/Berichte/Evaluationsbericht_IGES_20241206_-barrierefrei.pdf. Zuletzt aufgerufen am 04.04.2025.

Ärzteblatt (2024a): Kostendämpfung hinter den Kulissen erneut Thema. Deutsches Ärzteblatt online vom 11.09.2024. URL: www.aerzteblatt.de/news/kostendaempfung-hinter-den-kulissen-erneut-thema-70b6b35a-3341-441e-b790-0b340b50d28e. Zuletzt aufgerufen am 29.03.2025.

Ärzteblatt (2024b): Neue Modelle zur Finanzierung der Krankenversicherung benötigt. Deutsches Ärzteblatt online vom 04.12.2024. URL: www.aerzteblatt.de/themen/gkv-finanzen/neue-modelle-zur-finanzierung-der-krankenversicherung-benoetigt-daf2fbfb-8f7e-4241-89c9-db750d06757d. Zuletzt aufgerufen am 01.04.2025.

Bethkenhagen D (2024): ARZNEIMITTELAUSGABEN. Bei Krankenhausausgaben weitgehend im Blindflug. Tagesspiegel Background online vom 29.05.2024. URL: https://background.tagesspiegel.de/gesundheit/bei-krankenhausausgaben-weitgehend-im-blindflug. Zuletzt aufgerufen am 01.04.2025.

Bethkenhagen D (2025a): REGISTERGESETZ. Daten bleiben vorerst fragmentiert. Tagesspiegel Background online vom 03.01.2025. URL: https://background.tagesspiegel.de/gesundheit-und-e-health/briefing/daten-bleiben-vorerst-fragmentiert. Zuletzt aufgerufen am 28.03.2025.

Bethkenhagen D (2025b): VERTRAULICHE ERSTATTUNGSBETRÄGE. Kein Unternehmen nutzt bislang die Option. Tagesspiegel Background online vom 04.03.2025. URL: https://background.tagesspiegel.de/gesundheit-und-e-health/briefing/kein-unternehmen-nutzt-bislang-die-option. Zuletzt aufgerufen am 02.04.2025.

BPI, Bundesverband der pharmazeutischen Industrie (2005): Stellungnahme des Bundesverbandes der Pharmazeutischen Industrie e. V. Anhörung des Ausschusses für Gesundheit und Soziale Sicherung am 13.06.2005 zum Entwurf eines Gesetzes zur Sicherung der Arzneimittelversorgung bei Kindern und Jugendlichen (BT-Drs. 15/5318). URL: https://webarchiv.bundestag.de/archive/2005/0825/parlament/gremien15/a13/a13a_anhoerungen/99_109_Sitz/cStellungnahmen/Bundesverband_der_Pharmazeutischen_Industrie.pdf. Zuletzt aufgerufen am 02.04.2025.

Bristol-Myers Squibb GmbH & Co. KGaA (2024): Details zu Stellungnahme/Gutachten SG2411010011. URL: www.lobbyregister.bundestag.de/inhalte-der-interessenvertretung/stellungnahmengutachtensuche/SG2411010011. Zuletzt aufgerufen am 01.04.2025.

Bundesregierung (2023): Verbesserung der Rahmenbedingungen für den Pharmabereich in Deutschland Handlungskonzepte für den Forschungs- und Produktionsstandort. Strategiepapier vom 13.12.2023. URL: www.bundesgesundheitsministerium.de/fileadmin/Dateien/3_Downloads/P/Pharmastrategie/231213_Kabinett_Strategiepapier.pdf. Zuletzt aufgerufen am 01.04.2025.

DAZ-online (2022): Forxiga und seine Indikationserweiterungen: Warum wird Dapagliflozin immer teurer? Veröffentlicht am: 16.05.2022. URL: www.deutsche-apotheker-zeitung.de/news/artikel/2022/05/16/warum-wird-dapagliflozin-immer-teurer. Zuletzt aufgerufen am 04.04.2025.

DAZ-online (2024): DAV-FRÜHINFORMATIONEN FÜR APRIL. Arzneimittelausgaben steigen wieder deutlich. Veröffentlicht am: 31.05.2024. URL: www.deutsche-apotheker-zeitung.de/news/artikel/2024/05/31/arzneimittelausgaben-steigen-wieder-deutlich. Zuletzt aufgerufen am 02.03.2025.

Frag den Staat (2025): Koalitionsverhandlungen CDU/CSU/SPD AG 6 – Gesundheit und Pflege. URL: https://fragdenstaat.de/dokumente/258022-koalitionsverhandlungen-cdu-csu-spd-ag-6-gesund heit-und-pflege/. Zuletzt aufgerufen am 03.04.2025.

Gensorowsky D, Wolfgang G, Witte J (2024): Suche nach einer stabilen, verlässlichen und solidarischen Finanzierung der gesetzlichen Krankenversicherung. Wirtschaftsdienst, 104 (9), 09/2024. URL: www.wirtschaftsdienst.eu/pdf-download/jahr/2024/heft/9/beitrag/suche-nach-einer-stabilen-verlaesslichen-und-solidarischen-finanzierung-der-gesetzlichen-krankenversicherung.html. Zuletzt aufgerufen am 02.04.2025.

Göpel G (2025): AG-Papier: Nett, aber unrealistisch? Tagesspiegel Background vom 28.03.2025. URL: https://background.tagesspiegel.de/gesundheit-und-e-health/briefing/ag-papier-nett-aber-unrealistisch. Zuletzt aufgerufen am 02.04.2025.

Greiner W (2024): Selbstbeteiligung – das unterschätzte Finanzierungs- und Steuerungsinstrument. Gesundheitsökonomie & Qualitätsmanagement 2024; 29(04): 194–195.DOI: 10.1055/a-2353–3215.

Greiner W, Witte J, Gensorowsky D, Diekmannshemke J (2023): AMNOG-Report 2023. Das GKV-Finanzstabilisierungsgesetz und seine Auswirkungen. medhochzwei Verlag GmbH, Heidelberg. URL: www.dak.de/dak/download/report-2610274.pdf. Zuletzt aufgerufen am 03.04.2025.

Greiner W, Witte J, Gensorowsky D (2024a): AMNOG-Kurzreport 2024. Vertrauliche Erstattungsbeträge. Fluch oder Segen? URL: https://caas.content.dak.de/caas/v1/media/60722/data/76604eb6d97df56 91391582375bb34f2/amnog-kurzreport-2024-ebook.pdf. Zuletzt aufgerufen am 02.04.2025.

Greiner W, Witte J, Gensorowsky D, Diekmannshemke J (2024b): AMNOG-Report 2024. Blinde Flecken im AMNOG-Markt – Einblicke in die Ausgabendynamik bei Arzneimitteln. URL: https://caas.content.dak.de/caas/v1/media/76672/data/d0b438f0404bf9bd0d9fb83c566ce234/240719-download-amnog-report24.pdf. Zuletzt aufgerufen am 04.04.2025.

Handelsblatt (2025): DAK-Chef Storm fordert Kassensturz im Gesundheitswesen. Handelsblatt online vom 08.03.2025. URL: www.handelsblatt.com/politik/deutschland/koalitonsverhandlungen-dak-chef-storm-fordert-kassensturz-im-gesundheitswesen/100112273.html. Zuletzt aufgerufen am 01.04.2025.

IQWiG, Institut für Qualität und Wirtschaftlichkeit im Gesundheitswesen (2021): IQWiG-Berichte – Nr. 1269. Evidenz zu Orphan Drugs. Auftrag: GA21-01, Version: 1.0, Stand: 23.12.2021. URL: www.iqwig.de/download/ga21-01_evidenz-zu-orphan-drugs_arbeitspapier_v1-0.pdf. Zuletzt aufgerufen am 02.04.2025.

Jayasundara K, Hollis A, Krahn M, Mamdani M, Hoch, JS, Grootendorst P (2019): Estimating the clinical cost of drug development for orphan versus non-orphan drugs. Orphanet J Rare Dis. 2019 Jan 10; 14(1): 12. DOI: 10.1186/s13023-018–0990-4.

O. V. (2024): GKV-SV für Entfristung des Preismoratoriums und Erhöhung des Herstellerabschlags. Tagesspiegel Background online vom 13.12.2024. URL: https://background.tagesspiegel.de/gesundheit-und-e-health/briefing/gkv-sv-fuer-entfristung-des-preismoratoriums-und-erhoehung-des-herstellerabschlags. Zuletzt aufgerufen am 07.04.2025.

O. V. (2025): Bessere Evidenz in der EU-HTA. Tagesspiegel Background online vom 04.04.2025. URL: https://background.tagesspiegel.de/gesundheit-und-e-health/briefing/bessere-evidenz-in-der-eu-hta. Zuletzt aufgerufen am 04.04.2025.

Pharma Deutschland (2024): STELLUNGNAHME des Pharma Deutschland e. V. zur Überprüfung des Preismoratoriums und der gesetzlichen Herstellerabschläge für Arzneimittel nach § 130a Absatz 4 SGB V. Stand der Stellungnahme 10. Dezember 2024. URL: www.pharmadeutschland.de/index.php?id=1&type=565&file=redakteur_filesystem/public/Stellungnahmen_und_Positionspapiere/20241210_Stellungnahme_UEberpruefung_Preismoratorium_Herstellerabschlag.pdf. Zuletzt aufgerufen am 05.04.2025.

Pimpertz J (2025): Zusatzbeitrag der Krankenkassen bei 2,9 Prozent. IW-Kurzberich Nr. 35/2025. URL: www.iwkoeln.de/fileadmin/user_upload/Studien/Kurzberichte/PDF/2025/IW-Kurzbericht_2025-GKV-Zusatzbeitragssatz.pdf. Zuletzt aufgerufen am 11.04.2025.

Prasad V und Mailankody S (2017): Research and Development Spending to Bring a Single Cancer Drug to Market and Revenues After Approval. JAMA Intern Med. 2017 Nov 1; 177(11): 1569–1575. DOI: 10.1001/jamainternmed.2017.3601.

Rauffmann T (2025): Wie die Pharmabranche Deutschland aus der Krise bringen könnte. Handelsblatt online vom 15.01.2025. URL: www.handelsblatt.com/meinung/kommentare/medikamente-wie-die-pharmabranche-deutschland-aus-der-krise-bringen-koennte/100099693.html. Zuletzt aufgerufen am 01.04.2025.

Vfa, Verband forschende Arzneimittelhersteller e. V. (2024): Spotlight Pharma Market 01.24. Marktzugangsmonitoring – Eine Analyse des Zugangs zu Arzneimittelinnovationen in Deutschland. 09.04.2024. URL: www.vfa.de/de/gesundheit-versorgung/spotlight-pharma-market/marktzugangsmonitoring. Zuletzt aufgerufen am 02.04.2025.

Autoren

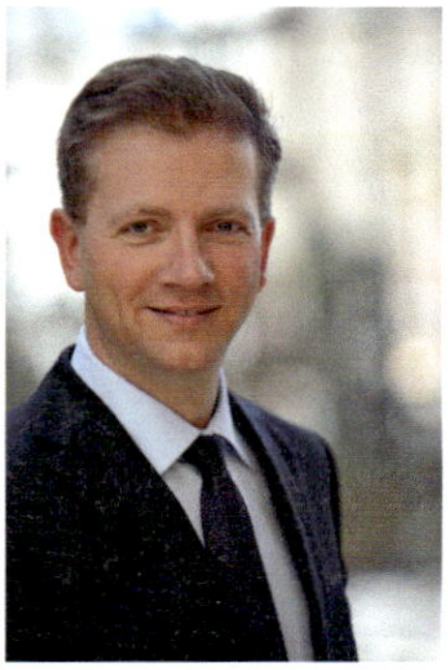

Prof. Dr. Wolfgang Greiner

ist seit April 2005 Inhaber des Lehrstuhls für Gesundheitsökonomie und Gesundheitsmanagement an der Universität Bielefeld. Vor seiner Berufung war er an der Forschungsstelle für Gesundheitsökonomie und Gesundheitssystemforschung, einer Gemeinschaftseinrichtung der Universität Hannover und der Medizinischen Hochschule Hannover (MHH), als Forschungsleiter tätig. Er ist Autor zahlreicher Buch- und Zeitschriftenartikel und Managing Editor der Zeitschrift „European Journal of Health Economics". 1999 wurde er in das Board der EuroQol-Foundation in Rotterdam gewählt. Im Mai 2007 wurde Prof. Greiner vom Bundesgesundheitsministerium in den wissenschaftlichen Beirat für die Neugestaltung des Risikostrukturausgleiches in der gesetzlichen Krankenversicherung berufen. Prof. Dr. Greiner war langjähriges Mitglied im Sachverständigenrat zur Begutachtung der Entwicklung im Gesundheitswesen (SVR-Gesundheit) und Vorsitzender der Honorarkommission. Derzeit ist er Mitglied in wissenschaftlichen Beiräten der BARMER, der DAK-Gesundheit und der TK sowie in dem Aufsichtsrat des Medizinischen Zentrums für Gesundheit Bad Lippspringe GmbH.

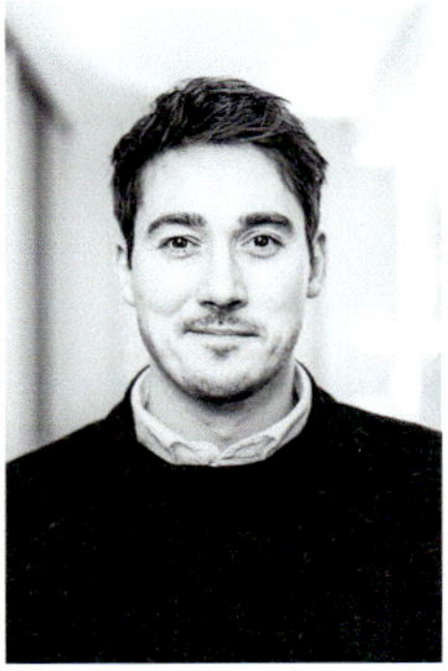

Dr. Julian Witte

ist Gründer und Geschäftsführer von Vandage, einer auf gesundheitsökonomische Strategieberatung und die Analyse von Real-World-Daten spezialisierten Boutique-Beratung. Er berät zu versorgungsbezogenen und analytischen Fragestellungen und ist Impulsgeber für ein nachhaltig datengetriebenes Gesundheitswesen.

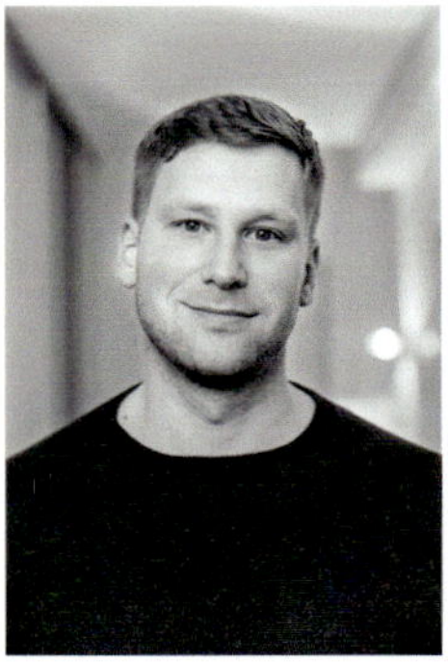

Dr. Daniel Gensorowsky

ist Prokurist und Teamleiter Gesundheitsökonomie bei Vandage. Neben finanz- und arzneimittelpolitischen Fragestellungen liegen seine Schwerpunkte in der Nutzung von Real-World-Evidence für den Marktzugang und die Evaluation innovativer Gesundheitstechnologien.

Transparenzhinweis

Die Erstellung des DAK-AMNOG-Reportes wird finanziell durch die DAK-Gesundheit unterstützt. Die Nutzung der den Analysen zugrundeliegenden Daten im DAK-AMNOG-Report unterliegt datenschutzrechtlichen Vorgaben. Sämtliche datenverarbeitenden Schritte der Vandage GmbH erfolgen unter Aufsicht einer externen Datenschutzbeauftragten (datenschutz nord GmbH).

Vandage hat zum Schwerpunktthema der vorliegenden Analyse keine Interessenskonflikte.